ここからの
精神医学入門

精神科医はどう診ているの？

Hiroshi Nishimura
●西村 浩

じほう

序

「バスの運転手さんとお医者さん」

幼稚園の記録「大人になったらなりたいもの」にそう書いてあります。幼稚園でも一番小さく，喘息やら中耳炎やらでバスによる通院をしていたためにその2つの職業しか知らなかったようです。小学校時代も喘息発作のたびに学校を休み，ある時期は半分くらいしか登校していません。そこで自宅にある書物を読みます。なぜか"ベッドルームテクニック"といったものが多く，小学3年生のときには「濡れる」も「萎える」も読めました。母に意味を尋ねると「辞書を引きなさい」と言われ，「萎える」は「しぼむこと」とありました。

そんな筆者が医師となって30余年，精神科医として数えきれないほどの患者さんとお会いしてきました。本書は，こころの病気のありよう，患者さんの実像，そして診療の流れをかみ砕いて紹介したものです。読者は，精神科医療に関わったことがないか経験の少ない医療者を念頭に置いていますが，医療系の学生はもちろん，精神疾患に関心のある一般の方でも十分にお読みいただけます。

精神疾患という，ご自身がそうでない方からするとにわかには想像しがたい世界を理解しようとするには，いきなり細かい診断名や治療の詳細を覚えるのではなく，まずは全体像を押さえることが肝心です。本書では症例もたくさん載せていますので，具体的なイメージをもって精神疾患や診療の全体像をつかむことができると信じております。

映画について。本書では本文やページ下の「つぶやき」で，精神疾患や向精神薬が登場する映画を紹介しています。筆者は医学部卒業の10年

後，米国留学の機会を得ました。UCLA（カリフォルニア大学ロサンゼルス校）そばのWestwoodには徒歩圏内に映画館が10ほどあり，一番料金の安い夕方に映画を観るようになりました。そこで精神医学的な話題が多いことに驚き，記録をつけることにしたのが最初です。

　この記録を頼りに，さまざまな機関誌に映画と精神科臨床に関する連載を執筆し，現在も勤務先の縁で「神奈川県病院薬剤師会雑誌」に15年以上連載しています。そんなときに突然，執筆依頼の電話が勤務先の病院にかかってきました。「新手の詐欺」と直感した筆者は，「文書で依頼してください」と冷たく断りました。編集担当の吉岡陽一様，その節は大変失礼しました。この場を借りて深くお詫び申し上げます。

　閑話休題。精神疾患を教科書的に説明すると，「慢性期統合失調症では幻覚妄想などの活発な症状が消失あるいはわずかに残存する程度になり，感情鈍麻，積極性低下などの情意面の障害が前景に立つ状態となる」となります。しかし，映画ではこうした内容が視覚的に非常に理解しやすい形で表現されていますから，興味をもたれた方は映画をご覧になることをお勧めします。

　本書は，ご指導いただいてきた恩師・先輩たち，ともに治療に取り組んだ同僚や後輩たち，家族，そして何よりもこれまで関わってきたすべての患者さんとそのご家族に捧げます。

　どなたかが何かにお困りのときに，わずかでも救われる気分になれる手がかりとなれば幸いです。

2024年7月　厚木市立病院精神科医師

西村　浩

もくじ

第1章

1. さまざまな精神症状 …………… 1
2. 精神科医が患者に尋ねること ………… 19

第2章

1. うつ病 ………… 27
2. 双極性障害 ………… 39
3. 統合失調症 ………… 47
4. PTSD ………… 57
5. 不安障害 ………… 67
6. パーソナリティ障害 ………… 75
7. 睡眠障害 ………… 85
8. 解離性障害 ………… 97
9. 臓器移植と精神医学 ………… 107

Contents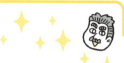

10 器質性精神障害 …………………………… 117

11 アルコール依存症 ………………………… 125

12 摂食障害 …………………………………… 135

13 認知症 ……………………………………… 143

14 知的障害 …………………………………… 153

第3章

1 精神科医の知られざる日常 ……………… 159

One More Lecture

3つの「あ」…………………………………	18
主な向精神薬のまとめ………………………	26
抗うつ薬の移り変わり………………………	38
向精神薬の減量・中止のチャンス …………	46
向精神薬の減量・中止，再び ………………	74
当たり前のことを当たり前にする …………	96
精神科患者は暴れやすい？ …………………	106
カトちゃん療法………………………………	116
いかに薬を飲んでもらうか …………………	124
健康な人が向精神薬を飲むと………………	152

本書のご利用にあたって

　本書の記載内容が最新かつ正確であるよう最善の努力をしておりますが，診断・治療法，医薬品添付文書，診療ガイドライン等は最新の知見に基づき変更されることがあります。そのため，本書を利用される際は十分な注意を払われるようお願い申し上げます。

　また，個人の特定を避けるため，本書に掲載されている症例は適宜改変をしています。

株式会社じほう

第1章

さまざまな精神症状

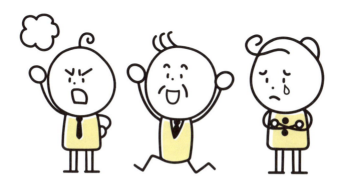

本書で取り上げる主な精神症状

知覚の障害	幻視，幻聴，体感幻覚，幻肢痛
思考の障害	観念奔逸，思考制止，滅裂思考，言語新作，迂遠，思考吸入など，妄想，誇大妄想
自我意識の障害	離人症，多重人格性障害
感情の障害	不安，抑うつ気分，気分高揚，感情失禁，感情鈍麻，
意欲・行動の障害	躁病性興奮，緊張病性興奮，緊張病性昏迷，自殺
意識の障害	意識障害
知能の障害	知的障害（知的発達障害），認知症，軽度認知機能障害
記憶の障害	記銘減弱，健忘，健忘症候群（コルサコフ症候群）
神経症状	失語，失行
その他	病識の欠如，病感

知覚の障害

幻視

　意識障害，つまり急性薬物中毒，せん妄あるいは朦朧状態に伴い，現実には存在しない小動物，昆虫などが見えると訴えることが多く，なかでもアルコール依存症（p.132）の離脱時には「こびと」が見えることがよく知られています。また，「赤い帽子を被ったお嬢さん」「前掛けをつけたお地蔵さん」など生き生きとした幻視を訴えるのがレビー小体型認知症（p.143）ですが，こちらの幻視は「話しかけると消える」「触ろうとして手を伸ばすと消える」とのことです。
　幻視は**統合失調症ではほとんど出現しない**症状です。

幻聴

　こちらは統合失調症（p.48）に特徴的な症状の一つです。自分が気にしていること，例えば「太っているんじゃないか」と思うと"デブ"，「周りの学生より劣っているのではないか」と思うと"バカ"という具合に，自分を非難したり批判したりする内容の声が聞こえます。まれながら，「いい男になった」というような肯定的な内容のこともあり，ある患者さんは「生き甲斐の幻聴」と話してくれました。
　「空耳」と考える方も少なからずおいでで，耳鼻咽喉科を受診する場合もありますが，聴覚に異常所見がなければ精神科へ紹介となります。精神科医は「声の主は男の方？　女の方？　何人くらい？　知ってる方たち？」と問診を進めていきます。
　この他に，童謡や民謡が聞こえるという**音楽性幻聴**もありますが，これは年配の女性に多く，批判的な内容でもなく日常生活に支障がないな

 統合失調症の天才数学者を描いた映画"A Beautiful mind"（ビューテイフル・マインド/2001年米）では，幻視を主症状に取り上げています。何でも「幻聴は映像にできないから，映像にできる幻視を採用した」とか。納得です。

ら薬は投与せずに経過をみることにしています。

体感幻覚（セネストパチー /cenestopathy）

「寄生虫が体内あるいは皮膚の下にいる」「手術のときに機械を体に入れられた」「体内に発信機が仕掛けられている」。このように極めて奇妙な訴えをなさることがあります。経験的には**統合失調症のなかでも治療がなかなか進まない症状**の一つで，こうした訴えを聞くと「治療抵抗性だな」と感じます。

こうした「異物」を確認するために，X線写真や頭部CT検査を執拗に要求されることも少なくありません。頭部X線写真で下顎骨にプレートがある方は「先生，これが発信機です」，頭部CTでは脳下垂体の入っている鞍部を指して「先生，これが埋め込まれたマイクロチップです」と言われたことがあります。

あまり否定すると「発信機を入れた組織の一員」にされてしまう可能性があるので，「そんなことがありますかね」程度にとめておいて，「違和感あるでしょうね」と薬物療法の導入を図ります。なお，幸か不幸か「宇宙人に誘拐されて機械を入れられた」方にはまだお会いしたことはありません。

幻肢痛

四肢切断後，すでに存在しない上下肢がまだ存在し，「痛い」と訴えることがあります。「もの凄く痛いから切断してくれ！」とまで訴える方もおいでですが，切るべき脚はもうありません。原因として交通事故，労災あるいは戦傷などが多いようです。マイナートランキライザー（抗不安薬）を投与して経過観察していると次第に改善することがほと

映画"The Sixth Sense"（シックス・センス/1999年米）で主人公の少年（彼は精神疾患ではありませんが）が訴えるのが幻視と考えてよいと思います。

んどですが，なかには長引く方もおいでになり，鏡を2枚あわせた**鏡療法**という認知行動療法的アプローチが有効とされています。

思考の障害

観念奔逸（flight of idea）

躁状態です（p.39）。次から次へと多種多様な考えが続いて沸き起こってきますが，まとまりなく主題や話題はあちこちに飛びます。このように話があちこちに飛ぶことは，**話題や注意の転導性**ともよばれます。終日飲まず食わず，不眠不休でこうしたことを直接あるいは電話などで話し続けているので，声は枯れています。早朝から叩き起こされて延々と話を聞かされている周囲は辟易して閉口していますが，そんなことにはお構いなしで，本人は生き生きとして楽しそうでさえあります。

思考制止（inhibition of thinking）

うつ状態です（p.27）。とにかく考えが進まないので，物事が決められません。問診していても答えが出るのに時間がかかります。ですから，休職診断書に休職期間を記載するときにも困ることがしばしばです，「どれくらい休みましょうね」「どれくらい休めます？」などとお尋ねしても，「さあ」「わかりません」となるので，「当分の間の安静加療を要する」あるいは「約3カ月間の安静加療を要する」と記載したうえで，「急速に改善したら，良くなったので復職可能です，という診断書を作成しますからご安心ください。あくまでも目安です」と説明することにしています。

映画"情愛中毒"（2014年韓）は1969年にベトナム戦争に派遣された韓国軍部隊で活躍した将校が主人公の映画ですが，韓国陸軍病院が登場し，PTSDのほかに幻肢痛も登場します。

滅裂思考（incoherence）

とにかく滅茶苦茶，思考に極端にまとまりがないものです。軽度なら**連合弛緩**とよびますが，重症度の鑑別は難しく，より重症なら**言葉のサラダ**（word salad）という状態になります。

「月曜日の魚が空を飛んでいるところに行って，昨日の夢は青い風船が水中で歌っているから，ねぇ，何時に病院へ行くの？」といった具合で，一貫性やまとまりのない言葉が脈絡なく出てくるのが「言葉のサラダ」です。

言語新作（neologism）

新しい語を作り，それに患者さん自身が意味をもたせたものです。例えば，フリンストンク，ゾルカライトなど，問診中に登場しても，お聞きしただけでは理解できないことが多く，実際に書いていただいて意味も説明していただく必要があります。

迂遠（circumstantiality）

回りくどいので会話がなかなか進まず，質問の答えになかなかたどりつけません。てんかん，知的障害（p.153）あるいは認知症（p.143）にみられる症状とされています。

主訴，つまり「いま一番困っていること」「今日こちらを受診された原因」にたどりつくだけでも一仕事です。ご家族や周囲の方々からの情報がないと診察が進みません。

 映画 "The Messenger: The Story of Joan of Arc"（ジャンヌ・ダルク/1999年仏米）で13歳のジャンヌが聞く「神の声」，この内容は彼女を責めるものではありませんが，あれが典型的な幻聴です。

> 思考吹入（thought insertion）：他人から考えを吹き込まれる
>
> 思考奪取（withdrawal of thinking）：自分の考えを抜き取られてしまう
>
> させられ体験（delusion of control）：他者に行動を支配されてしまう
>
> 思考伝播（thought broadcasting）：自分の考えが他人に伝わってしまう
>
> 考想察知（mind reading）：考えが他人に見抜かれてしまう

　「運転中に私がエロいことを考えると前の車がブレーキを踏んだり，信号が毎回赤になったりします」「新しい連続ドラマの原作者は私です．頭の中にあった内容が抜き取られたのです」「スペースシャトルから指令が来たので，出航直後の青函連絡船から海に飛び込みました」「私がサトラレ（思考が念波となって周囲に伝播する人間が主人公の漫画）のモデルです」という訴えで受診される症状です．

　「そんなことがあるわけがない」などと否定すると，そのような行為をしている「敵の組織の一員」と疑われてしまう可能性があるので，「それは大変ですね」「そんなに恐ろしい目にあってらしては夜も眠れないし，安心して暮らせないでしょうね」と共感を示して治療開始につなげる必要があります．

妄想

　ありえない思考内容であり，強い確信があるため，訂正不能なものです．突然湧いて起こるような一次（原発）妄想と，「そういう事情なら」と一応は納得できる二次妄想（妄想観念）とがあります．確信が強いの

> 思考制止の例として，映画"Prozac Nation"（私は「うつ依存症」の女/2002年米）ではライターとして将来を嘱望されていたハーバード大学の女子学生が，うつ病によって原稿執筆が進まなくなってしまう姿が象徴的です．

で,「そんなはずはない」などと否定すると,これまた「敵対する組織」あるいは「迫害してくる団体」の一員と疑われて,新たな妄想の対象となる可能性があります。

多くは<u>被害妄想</u>であり,例えば注察妄想(周囲から注目されている),迫害妄想,被毒妄想(食物に毒を入れられている),追跡妄想(いつも尾行されている),嫉妬妄想(パートナーが浮気している),物理的被害(被影響)妄想(電波,電磁波,電流,高周波,光線,ガス,振動などで攻撃されている)などの訴えで受診をされます。

ほかにも「足立ナンバーの車が次々に尾行してくる」「冷蔵庫の製氷機が遠隔操作されている」などと警察の生活安全課に繰り返し相談して受診を指示される方も少なくなく,こうした方々には「あなたが被害を受けているのは,電波,電磁波,電流,高周波,光線,ガス,振動のどれですか?」と尋ねると,「自分だけではないのか!」「他にもそんなにあるのか!」と驚かれたり,「やっとわかってくれる人に会えた」と泣かれたりすることもあります。

自動車による尾行の場合,「白い国産車ですか?」と尋ねると「なぜそれを!」。実は国産車の60%以上は白とか。一方で<u>「攻撃してくる相手が悪いのであって,自分に非はない」</u>との確信が強いので,なかなか薬物治療に導入できないことがほとんどですが,「親身になって聞いてくれるのはここだけだから」と受診はしてくれますから,「お薬を飲まれた方で,考え過ぎだったと気分が楽になられた方もたくさんおいでです」と気長に繰り返し説明しています。

自宅周辺に監視カメラを多数設置したり,盗聴防止装置を設備したりしている方も少なくありません。嫉妬妄想から夫の首を針金で絞めたり,眠っている夫の顔に熱湯をかけたりするご夫人もおいででした。妄想はこのように恐ろしいものです。

映画"The Game"(ゲーム/1997年米)では,サンフランシスコの街をマイケル・ダグラスが逃げまどいます。「尾行,監視,攻撃。周囲の人間はすべて大きな敵組織の一員」という患者さんの気分を120分以上にわたり嫌というほど味わえます。

誇大妄想（delusion of grandeur）

　「自分は神だ」「天才だ」といった内容の妄想です。統合失調症や躁状態で出現します。「マリー・アントワネットの直系の子孫」「皇族の一人」といった血統妄想の患者さんは，フランス領事館や皇居で保護されることも珍しくありません。ある患者さんは「あ，また来た」と，警備にあたる皇宮警察官から言われると教えてくれました。国際空港のエールフランスのカウンター，「パリ行き1枚」「パスポートをお願いします」「そんなものありません」「では発券できません」「マリー・アントワネットの孫の私に何という態度！」「それでしたらあちらでご相談ください」というわけで，警察官の通報により措置鑑定（p.24参照）となられたご婦人，どう見てもフランス人には見えません。
　つたないフランス語で「フランス語を話せますか？」と尋ねると，「英語はできません」「フランス語のつもりです」。聞くと，新幹線を利用して国際空港まで来られたとのこと，「新幹線の車内はいかがでした？」「日本の皇室や英国王室の方々が見守っていてくださいました」「英国王室と仲が良いのですか？」「ええ，お隣ですから」とのことでした。

自我意識の障害

離人症

　現実感を喪失し，「自分が自分でなくなり」「物事が生き生きと感じられなくなる」状態です。主にうつ病（p.27）や不安障害（p.67）などでみられますが，病状が改善すると，この症状も改善します。**現実感喪失症状**ともよばれます。

 筆者が米国UCLAに留学中，近くに超有名な日本の女優が住んでいたらしく，Sushi-barの主人が「いつもカウンターの隅に座って，ずっと俺を見ている。俺を好きなのかも。こんな病気ってある？」と尋ねるので，「恋愛妄想です」ときっぱり教えて差し上げました。

多重人格性障害

　これは解離性障害（p.97）のなかの解離性同一性障害のことであり，解離性障害のなかでも最重症かつ慢性的であるとされています。特徴としては，1人の人間のなかに2つ以上の別の人格が現れることとされています。話題になりやすいものであり，映画もたくさん作られています。
　専門家によれば，「2つ，3つの人格はあるかもしれないが，あまり多数なのは信じがたい」「人格がどんどん増えるのは治療がうまくいってない証拠ともいえる」「良い人格をほめて伸ばしていくのがよろしい」とのことです。
　映画"Split"（スプリット/2017年米）とその続編"Glass"（ミスター・ガラス/2019年米）では，ジェームス・マカヴォイが20以上もの人格を演じます。女性，小児，ゲイの男性，強面の男性へと次々に変わる姿はまさに鬼気迫る演技です。

感情の障害

不安（anxiety）

　これは特定の対象をもつ恐怖（fear）と異なり，対象となるものがない漠然とした恐れを指します。誰にでもあるものですが，**社会生活，家庭生活あるいは個人生活の支障となるもの**が病的不安です。「手が汚れているのでは」と手を洗い続けているために自宅から出られない，「電車，バスあるいは飛行機のドアが閉まったとたんに嘔気，尿意，便意あるいは心臓発作が出現したら」と思うと不安で，こうした乗り物を利用できず通学・通勤ができない，などといった訴えで受診されます。

映画"Signs"（サイン/2002年米）では，メル・ギブソンなどが異星人からの電波攻撃を防ぐ目的でアルミホイルの帽子をかぶるシーンがあり，館内は大笑いでしたが，精神科では実際にこうしたものをかぶっている患者さんもおられます。

抑うつ気分

「気分が弾まない」「喜怒哀楽がなくなった」「興味がない」「楽しくない」といった気分であり，典型的なうつ病では朝に増悪するとされています。ひどくなると周囲からの働きかけにまったく反応しない**うつ病性昏迷**とよばれる状態になります。

気分高揚 (pleasant or elated mood)

気分爽快，高揚し，いかにも楽しそうです。多弁で愉快そうですが，「はしゃぎ過ぎ」などとたしなめると突然興奮し，攻撃的になりかねないので慎重な対応が必要です。怖いもの知らずなので，浪費や性的逸脱，例えば信用取引による多大な投資や深夜徘徊してのナンパ行為などにもつながります。

感情失禁 (emotional incontinence)

多くは**脳血管障害**に起因します。わずかな刺激，例えば「お大事に」と言われただけで，涙を流してベッドの柵をバンバン叩いて感謝したりします。些細なことで大人げないほどの喜怒哀楽を表現します。抑制が利かないのです。飲酒時の「笑い上戸」や「泣き上戸」に近い印象です。

感情鈍麻

通常なら何らかの感情を引き出す刺激にも，喜怒哀楽の感情が起きな

映画"As Good as It Gets"（恋愛小説家/1997年米）の主人公である恋愛小説家のメルビルは不安が強く，特定の銘柄の石鹸を1日に何個も使い強迫的に手を洗い，特定のレストランの特定の席で特定の給仕のサービスで持参のナイフとフォークでないと外食ができません。

い状態です。**統合失調症の陰性症状**（p.48）です。打てば響くといったような生き生きとした面がなくなり，身なりにも構わなくなり，不食で入浴もせずに経過したりします。

映画"Spider"（スパイダー 少年は蜘蛛にキスをする/2002年仏加英）の主人公は何枚も下着とシャツとを重ね着して登場しますが，周囲とは比べ物にならないほどゆっくりとした動きです。周囲からの働きかけにもほとんど反応はありません。入浴シーンでも，ただ湯船にじっと横たわっているだけです。以前，カップ麺に湯ではなく「水」を入れて，1時間近くそれを見つめてデイルームに座っていた患者さんを思い出しました。

意欲・行動の障害

躁病性興奮（manic excitement）

躁病で欲動が亢進して興奮状態になったものです。感情の高揚に伴い身体的および精神的欲動が亢進するため，食欲や性欲だけでなく物欲なども亢進します。多弁多動なうえによく食べ歩き，かつ飲み歩き，まさに金をある限りバラまき続けて夜の街を移動し続けます。

閉鎖病棟の公衆電話から「お世話になっている病院の職員全員を招待したいから予約お願いします」と沖縄のホテルに電話をかけたり，「病院の庭に日本一の石と日本一大きな鯉のぼりを寄付したい」などと，さまざまなオファーをされることもあります。

緊張病性興奮（catatonic excitement）

緊張型統合失調症で欲動が亢進した際に，じっとしていられず，まと

映画"Shine"（シャイン/1996年豪）で，主人公のピアニストがコンクールでの演奏終了直後に緊張型統合失調症を発症するシーンは見事な演技です。

まりなく意味なく次々にあちこちに手を出しますが、その目的や意図が周囲からなかなか理解できず、「了解不能」なことがほとんどです。

最近では緊張型統合失調症自体が少なくなっているといわれており、見かける機会は減っています。

緊張病性昏迷（catatonic stupor）

緊張病性興奮とは正反対の状態です。内面の意識は清明なのに、まったく動かず、さまざまな刺激を与えても反応しません。感情の表出も行動による意思の表明もできません。こうした状態はうつ病でも転換性障害でも出現することがありますが、どの場合でも**意識は清明**ですから、滅多なことを口にしてはいけません。表情一つ変えませんが、周囲の人々の言動は覚えています。

この状態が長く持続する患者さんの部屋を毎日訪ねては数時間そばにいることを繰り返していた、わが業界の伝説的大家である精神科医・中井久夫先生（1934〜2022年）は、「あなたは毎日来てくれていたね」と後日患者さんから言われたことがあるそうです。

自殺

1998年から年間自殺者が30,000人以上という時期が10年以上続き、社会的大問題とされてきました。その後ようやく減少傾向に転じましたが、決して解決したわけではありません。

自殺の原因は健康上の理由、つまり悪性疾患や難病、および経済的問題が背景にあり、完全失業率と自殺との因果関係を指摘する意見もあります。高齢になるほど確実な手段をとる傾向があり、首つり、飛び降り、飛び込みの3つで大多数を占めるとされてきましたが、硫化ガスおよび

病状の表現①「バリバリ」：幻覚妄想などの陽性症状（p.48）が著明な場合を表し、例えば「ナメック星人が両親に乗り移っている」「ベランダに宇宙船が着陸している」「いい男になったという声が聞こえる」などと訴えます。

練炭使用による集団自殺などにより若年の犠牲者も増えています。

　自殺企図者の多くは男性ですが，未遂者は女性が多いとされています。既遂の10倍程度の未遂があるとされており，後遺症に苦しむ人も少なくありません。外来では患者さんに「自殺や心中する前に受診してください」とお願いしています。というのも，心中（double suicide）が多いのも日本の特徴だからです。なお，米国での自殺の多くは銃によるものです。

意識の障害

意識障害

　単純な意識障害とは，意識が清明でなくなることです。眠っている状態にたとえられることもあります。つまり，強い刺激を与えると覚醒するのです。一方，いくら刺激しても反応つまり覚醒しないのが昏睡です。

　複雑な意識障害としては，意識狭縮と意識変容があります。意識狭縮とは意識野が狭くなることで，ヒステリー発作やてんかんで出現します。意識変容とは意識の方向性の変化であり，朦朧状態，せん妄（意識障害，幻視，興奮が特徴），アメンチア（軽い意識障害があり，思考散乱と困惑とが加わるもの），酩酊（アルコールなどによる意識障害に発揚状態が加わったもの，つまり酔っ払い）などがありますが，その場での鑑別は極めて困難です。

　意識障害の鑑別については，それだけで何冊も医学書が出ています。臨床現場では，意識障害が重度か軽度かを判断し，その後は経過を観察して，上記のどれだろうと考察することになります。

病状の表現②「ガチガチ」：緊張型統合失調症のカタレプシー（強硬症）とよばれる症状を示します。四肢が固まった状態になります。最近ではあまりみられなくなった症状でもあります。

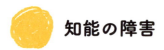 **知能の障害**

知的障害（知的発達障害）

　周産期の感染症やトラブル，代謝異常，内分泌異常，染色体異常などによる先天性知能障害がほとんどとされています（p.153）。精神障害の合併が多いことも指摘されています。

認知症

　いったん正常に発達した知能が，脳の器質的変化により後天的な低下が持続する状態です。アルツハイマー型認知症（p.144）のように，症状が出る前からの長期的な経過がわかりつつあるものもあれば，前頭側頭型認知症のようにメカニズムがまだまだ不明なものもありますが，未知の疾患の存在もありそうです。

軽度認知機能障害（mild cognitive impairment；MCI）

　記銘力障害（新たに経験した出来事や新たに知った言葉などを覚えられないこと）はあるものの，他の認知機能はおおむね保たれており，日常生活上の機能低下も目立たない状態です。毎年10%が認知症に移行する，つまり5年で約半数が認知症に移行するとされており，慎重に経過を観察する必要があります。

 病状の表現③「チョワンチョワン」：支離滅裂な場合に用いられていましたが，最近はあまり耳にしませんから，すでに死語かもしれませんね。

記憶の障害

記銘減弱

記憶とは，記銘（impression）→保持（retention）→追想（recall）→再認（recognition）という一連の精神作用によるものです。記銘減弱とは「新しいことを記憶できない」ことを意味し，最近の出来事の記憶障害の主な原因です。

認知症の方は，現在の日付はわからなくても誕生日ははっきりと覚えておいでですし，今日の朝食の内容は思い出せなくても，幼い頃のことや自分が通った学校の名前，軍隊時代の派遣先などははっきりと覚えている方が少なくありません。

健忘（amnesia）

一定の事実や一定の期間のことを追想できないことです。全健忘（total amnesia）はすべてを追想できないこと，部分健忘（partial amnesia）は部分的に追想可能です。また，特殊な健忘として**逆行性健忘**があります。頭部外傷時に，意識を失っていた期間以前のことも思い出せないというものです。これも昔からたくさんの映画が作られていますね。

健忘症候群（コルサコフ症候群）

記銘障害，追想障害（健忘），見当識障害（時・場所・人がわからなくなること）および作話（作り話）を主症状とするものです。アルコールによるコルサコフ症候群に顕著とされていますが，頭部外傷，脳腫

映画"Mad City"（マッド・シティ/1997年米）。ジョン・トラボルタ演じる博物館の警備員，高校卒業後に空軍に勤勉していたとのことですが，周囲の人たちの発言や彼の言動から，何らかの知的障害がうかがわれる展開になっています。

瘍，脳炎および認知症などでも認めることがあります。

神経症状

失語

　脳の損傷部位によりさまざまな失語があります。運動（性）失語は，運動言語中枢の障害により，話をすることができなくなるものです。感覚（性）失語は，聴覚言語中枢の障害により理解力が障害されるため，相手の話す言葉が音にしか聞こえず，内容を理解することができないものです。

　利き手により中枢側が逆になるため，脳外科や脳神経内科のカルテには必ず「利き手」の欄があります。

失行

　運動障害はなく，行為や動作の意味は理解できているのに実行できないことです。「舌を突き出してください」「（歯ブラシと歯磨き粉を手渡して）歯ブラシに歯磨き粉をつけてください」「この図をこちらの紙に鉛筆で書き写してください」「このセーターを着てください」，あるいは「いまから読み上げる文をこちらの紙にボールペンで書いてください」といった指示に従えない状態で，構成失行とか着衣失行とよばれます。

　「舌」「突き出す」「歯ブラシ」「歯磨き粉」「図」「鉛筆」「書く」「セーター」「着る」「ボールペン」および「紙」などの意味がわかっていても，行為そのものはできません。こうした検査を受ける患者さんは当惑した表情をすることも多く，検査する側も切なくなります。

 着衣失行は劣位半球の障害で起こります。セーターやジャケットなどを患者さんに渡して「着てください」とお願いしますが，患者さんはうまく頭からかぶれなかったり，うまく袖を通せなかったりと苦労します。お気の毒な症状です。

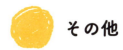 ## その他

病識の欠如

　「自分は精神的に病的な状態だから，精神科を受診して専門的な治療を受ける必要がある」ことを理解していることが病識です。この病識がないことを**病識の欠如**とよびます。つまり，「自分はおかしくない」「（盗聴，盗撮や尾行などさまざまな）事実がわからない周囲のほうがおかしい」「病気でもないのに精神科医に会えというのか。ましてや精神科の薬を内服するなどとんでもない」ということになります。

　ですから，病識の欠如は**統合失調症**診断の大きな決め手になりますし，薬物療法がうまくいくのか，そもそも通院してくれるかどうかを左右する大きな要因にもなります。

病感

　「自分がいつもと違う」「何となく精神的な病気ではなかろうか」という感覚であり，病識と同一ではないものとされています。カルテには「病識の欠如は認めるが，軽い病感は認める」といったように用いられます。

 病識の欠如には本当に手を焼きます。電波や高周波を発している奴が悪いだけで，「自分は何も悪いところがない」のです。こんなに明らかな被害がわからないとは，ヤブ医者にもほどがあるという結論に至るようです。

One More Lecture

3つの「あ」

　精神障害は病態がさまざまで，症状も多彩かつ複合していることさえあり，その境遇やファミリーサポートなども含めた家庭環境も千差万別であるため対応法も千差万別ですが，コミュニケーション能力が低下していることが多いため，**「あわてず」「あせらず」「あきらめず」**に信頼を勝ち取る態度が必要です。

　単独で，短時間に対応して解決しようとするよりも，可能ならば多くのマンパワーで長期的に対応できる姿勢で，「お困りならお手伝いしましょう」といった態度で臨むべきです。また，周囲からの事前の情報収集は欠かせないものといえましょう。

　患者さんの主訴はさまざまですが，精神科を受診される方々は皆さんそれぞれ**「事情」「物語」「ストーリー」**といったものをお持ちです。何事もなかったのに突然眠れなくなったり，悲しくなったり，不安になったりすることはありません。

　多くは，家族内の出来事（例えば，何年も前のことだが息子の結婚に反対した，子や孫の発達に問題があることを指摘された），職場の人間関係（厳しいノルマや過剰な責任など），近所づきあい（騒音問題など）といったことが要因ですが，なかには耳を疑うような特異な経験や経緯を伺うこともあります。

　そうした話を聞いたときは，「そんな経験をしたら自分ならどうしただろう」「そんな目に遭ったらどうしよう」と考えるようにしてきましたし，研修医にもそのように指導しています。

第 1 章

精神科医が患者に尋ねること

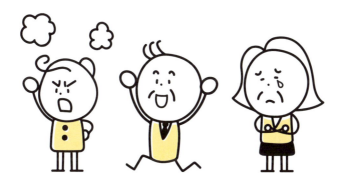

精神科医が行う主な問診内容

- 主訴
- 起始・経過
- 既往歴
- 家族歴
- 生育歴・生活歴
- 飲酒・喫煙習慣
- 有機溶剤吸飲・覚醒剤使用歴
- 月経・妊娠の有無
- 病前性格

あれもこれも尋ねる

　精神科の臨床では，**主訴**（一番困っていて相談したいこと），**起始・経過**（その困っていることがいつから，どのように起きているか），**既往歴**（これまでに入院や手術などを必要とした大きな病気や，現在までに経験した病気など）はもちろん，**精神科的家族歴**もお聞きします。つまり「血縁者で精神科受診歴のある方はおいでですか？　おいでなら診断名は？　入院の有無は？　現在お元気ですか？」といったことです。

　さらに**生育歴**（満期正常分娩かどうかを含めて）や**生活歴**では何人きょうだいの何番目かという質問から，「幼い頃はどんなお子さんでしたか？」「小中学校時代の成績は？」「いじめにはあいませんでしたか？」「高校や大学ではいかがでしたか？」「大学では留年しませんでしたか？」「お仕事の内容は？」といったことまで，結婚，離婚，挙児の有無などもお聞きします。

　性格についてもお聞きしますが，"明るい"との答えに「明るいとのことだが，そうとは思えない」とか，"友達は多いです"との答えに「友達多いと語るが，友達いないと思われる」とカルテに記載することもあります。なお，**「真面目」「神経質」「責任感が強い」「嫌と言えない」**などの性格は精神科では最大のリスクファクターです。また，趣味やペットの有無まで伺うこともしばしばです。

　医学生に予診を聴取してもらうと，生活歴では「起床時刻午前6時，出勤して仕事，帰宅19時，就寝23時」程度の記録になりますが，精神科臨床ではこのように事細かに聞いていきます。

 ## 希死念慮も率直に聞く

　患者さんには「死にたいと思ったこと（希死念慮）はありますか？」

第2章に登場するさまざまな症例でも上述したことを細かく尋ねていますが，紙幅の都合により患者情報は最低限に絞っています。

とも必ず尋ねます。医学生に「死にたいと思ったことがあるか尋ねた？」と聞くと、決まって「そんなこと聞いていいんですか？」と驚かれますが、「全員に聞くといった態度で」と説明します。

==飲酒習慣==や==喫煙習慣==、そして==有機溶剤==つまりシンナーやトルエンなど、さらに==覚醒剤使用歴==の有無も全員にお聞きします。飲酒量は詳しく尋ねないと、最もアルコール度数の低いものを1種類しか教えてくれないので（p.127参照）、詳細にお尋ねしますが、さらにその飲酒量を==最低でも2倍して考える==のが常識です。

覚醒剤使用経験のある方は世間で考えられている以上に潜在している印象であり、覚醒剤使用後に長期間経過してから不安発作を呈したりする患者さんもいますから、皆さんに伺います。

違法薬物の使用歴を否定された方でも、真夏に長袖を着ている方の袖をめくって血圧測定をしたときに、すでに線状となった注射痕を見つけたことがあります。この経験以来、「真夏に長袖を着た痩せた人」にお会いするとドキッとします。

さらに、==妊娠の有無や月経周期==もお聞きします。X線検査やCT検査を行ったり向精神薬を投与したりする可能性があるからですが、主訴は嘔気で妊娠の可能性は否定されながら、後に悪阻（つわり）だったことが判明したという経験もあります。このときは妊娠の有無についてあやふやな若い女性で、「決まったパートナーと？」と尋ねると「だいたい」とのことでした。放射線検査と向精神薬の投与は控えて経過観察としました。

このように、あれやこれやとお聞きしてカルテを書くのは、==「カルテを読めばその方の人生が生き生きと浮かび上がるように記載する」==ようにと教育と訓練を受けてきたからですが、患者さんからみると「あれだけ何でも話したのだから、何でもわかってくれる」と思われるのも無理からぬことかもしれません。お聞きして記録したことなどを考えあわせて判断するのが我々の仕事ですが、何でも知っているわけではありませ

覚醒剤使用歴があるという主婦の方を診察したところ、「覚醒剤を使用していても嫌がらずに診てくれる」と、その方の「友人」の主婦たちが続々と受診されたことがあり、主婦のシャブサークルがあるのかと思ったほどです。

ん。なのに，
「（他の診療科の）薬のことですが……」⇒「処方なさっている先生にお聞きください」
「手術して大丈夫でしょうか？」⇒「手術担当医にお聞きください」
「人生どう生きるべきかアドバイスしてください」⇒「そうしたアドバイスはできません」

といったやりとりもしばしばです。何しろ「なんでも精神科医に聞くことなかれ」といった書物を書かれた精神科教授も実在するほどです。

精神科医がよく聞かれる質問

 話が長くて困る患者さんがいます。どうしたらいいですか？

　他科の医師や薬局の薬剤師さんたちからも多く寄せられる質問です。お話の途中で，「ということは，まとめると……ということですね？」と何回か小括を入れましょう。すると，「ああ，この医者は聞いてくれている」と思ってください。そして，「あなたの苦境，ご苦労はかなりひどく，さらに長期にわたっていますから，私にも整理する時間をください。続きは次回に伺うことにしましょう。それまでに今日伺った内容を整理しておきますので，次回までにあなたもこれまでの流れと次回までの出来事を整理してきていただけませんか？」とお願いすることにしています。ご自分で整理するなかでいろいろと発見されることも少なくなく，治療的にもプラスになります。

 p.12でご紹介した中井久夫先生は，精神科医はこうしたことを聞くことで給料をもらっていることを患者さんに理解してもらう必要があると言われています。まさに実感するところで，実践に努めています。

患者さんから「死にたい」と言われたらどうしたらいいでしょうか？

　「死にたいほどつらいことがおありなのですね」と共感を示すのが基本です．さらに状況が厳しいことがしばしばですから，「あなたが元気になるわけにはいかない状況が続いているのですね」と，これまた共感を示します．
　ある日の夕方，後輩精神科医の担当患者さんからの電話が精神科外来に入りました．どうやら駅のホームにいるらしく，背後で電車の走行音とアナウンスが大きく聞こえるので相手の声がよく聞き取れませんでしたが，かろうじて「これから飛び乗ります」と聞こえたので「お大事に」と大きな声で答えたら電話が切れました．
　翌日の外来，朝一番に隣の診察室から，「昨日電車に飛び込もうと思って外来に『これから飛び込みます』と電話をしたら，『お大事に』と言われて死ぬ気が失せた．どうしてくれる！」と訴える声が聞こえます．後で後輩精神科医から「あんな自殺予防対策があるとは知りませんでした」ともの凄く感動されてしまったことがあります．

これまでに怖い思いをしたことはありますか？

　警察署の取調室での措置鑑定中，机の向こう側に座っていた患者さんが「何書いてんだよ？」「これから措置鑑定を始めますから，その書類です」「何が鑑定だよ！」と飛び掛かろうとしてきたことがあります．一瞬ドキリとしましたが，警察署の取調室ですから腰ひもが窓枠に結ばれており事なきを得ました．
　しかしその瞬間，マジックミラーで隣室から様子をみていた警察官が

「日本一つらい思いをしている」と訴える方の次に，「世界一つらい」「宇宙一」「太陽系一」「銀河系一」という方々が次々においでになるのが精神科の日常臨床ですから，なかなか一筋縄ではいかない場合もあります．

一斉に雪崩れ込んできて「先生に何てことを！」「逆らうな！」「おとなしくしろ！」と制圧しようとしましたが，こちらは「もうわかりましたから」とその警察官たちをなだめました。

この患者さん，どうやら「悪い噂を流されている」という被害妄想から重大な傷害事件を起こして留置され，措置鑑定の前夜も警察署内で大暴れしていたことを後で聞きました。

 診療をしていて一番つらいことは何ですか？

患者さんに自殺されることです。患者さんに自殺されたことのない精神科医はいないと思います。最近ようやく，「自殺なさる前に受診してください」「心中なさる前に受診してください」とお願いできるようになりました。もっとも，なかなか実践していただけませんが。

病棟で自殺，自殺未遂あるいは希死念慮が明らかになった場合など，「何とかしろ」と精神科医に依頼が来ますが，精神科医は患者さんに死なれた経験があるだけで，100％自殺を予防できているわけではありません。特に総合病院は構造的に自殺の予防が難しいので，「早期退院」が有力な選択肢になることも少なくありませんが，全身状態が退院を許さないこともしばしばで，また向精神薬投与も難しいなど対応には苦慮します。結局，ご家族に付き添いをお願いすることになったりもします。

 普段，何を意識して診療にあたっているんですか？

「もし自分がそんな目に遭ったら」と考えることにしています。「原爆で親族を根こそぎ奪われた」「特攻隊員で9月に出撃予定だったので終戦まで戦友を見送り続けていた」「交通事故で子どもを失った」「親族を殺害された」など，もし自分がそんな目に遭ったら死を選びかねない

 自傷他害の恐れがある場合に，本人・家族が同意しなくとも都道府県知事の権限のもと，精神保健指定医らの判断で入院させる制度を措置入院といい，そのための精神科医による診察が措置診察や措置鑑定とよばれます。

と思われるようなお話を伺うたびに,「もし自分だったら平静ではいられまい」と考え,そのことをお伝えしています。

精神科医って,人のこころを見抜けるんですか？

　よく「精神科医なんだから人の考えていることがわかるだろう」と言われるのですが,精神科医は「人の考えていることや気持ちは他の人にはわからない」ことがわかっているだけです。「宇宙人が両親になりすましている」「宇宙人の円盤がベランダに着陸した」「スペースシャトルからの指令で青函連絡船から津軽海峡に飛び込んだ」といったお話を日々伺っているので,そういった症状があるかもしれないとは思いながらお会いしているだけです。

患者さんを支援する側としての心構えはありますか？

　「あきらめないこと」を伝えるようにしています。「主治医の私もあきらめませんから,どうかあなたもあきらめずに」という具合です。例えば「相手もあることのようですし,問題はそう簡単に片づきそうもありませんね。ですから,長い目でみていくことが必要かもしれません。でも,どんなに長くてもあきらめずに経過を拝見します」と伝えることにしています。
　何か大事件があったようでも,詳細を説明できない事情があるらしいときは,「その問題は自然に解決しそうですか？」,あるいは「短時間で解決する見込みはありますか？」とだけ尋ねます。もちろんそう簡単には事が運ばないことが大多数でしょうから,「長期間あきらめないこと」が重要だと感じていることを伝えています。
　また,p.24にも書いたように,最近では「心中する前に」「自殺する

どこからか手に入れた顔写真を持参して,「この人は何病だと思うか？」とわざわざ尋ねてくる方もいるはずですが,残念ながらお役に立てないことがほとんどです。

前に」受診してください，と付け加えることにしています。

「だいたい死にたくなるのは夜なのに，外来は夜閉まっているだろう？」「朝まで持ちこたえて，翌朝の外来においでください。電車が止まらない限り，午前8時には外来におりますので」とお答えしています。

One More Lecture
主な向精神薬のまとめ

抗うつ薬	うつ病や関連する障害の治療に使用される（p.34）。さまざまな種類があるが，有効性および副作用の少なさなどから選択的セロトニン再取り込み阻害薬（SSRI），セロトニン・ノルアドレナリン再取り込み阻害薬（SNRI）が主に使われている。
抗精神病薬	主に統合失調症患者に使われるが（p.53），認知症患者のBPSD（p.151），双極性障害の急性期治療（p.43）など，それ以外にも用いられる。副作用や効果の点から非定型（または第二世代）抗精神病薬が主に使われる。
睡眠薬	不眠症などの睡眠障害に用いられる（p.93）。かつてはベンゾジアゼピン系が主流だったが，依存などの問題から，近年ではそれ以外の種類がよく使われている。
抗不安薬	種類が多く，なかでも使われているのはベンゾジアゼピン系の薬剤（p.69）。不安症，不眠症，心身症，うつ病，統合失調症など幅広い患者に使われ，精神科以外の診療科でも処方される。
気分安定薬	双極性障害患者の気分の波を抑え，躁状態・抑うつ状態に効果的とされる（p.42）。炭酸リチウム，バルプロ酸ナトリウム，カルバマゼピン，ラモトリギンの4剤が気分安定薬といわれるが，炭酸リチウム以外の3剤は抗てんかん薬としても用いられる。
認知症治療薬	認知症，特にアルツハイマー型認知症の症状改善に用いられる（p.144）。コリンエステラーゼ阻害薬として3剤（ドネペジル，リバスチグミン，ガランタミン），NMDA受容体拮抗薬として1剤（メマンチン）がある。根本的な治療薬ではなく，病気の進行を遅らせることが期待される。2023年には新薬も登場した。

第 2 章

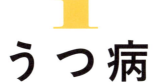
うつ病

【Case】
- 頭痛を主訴に精神科を受診した30歳男性。
- 高校卒業後に職業訓練学校を卒業して製造業に10年ほど勤続。
- ある日，自宅にかかってきた電話勧誘をきっかけにマンションを購入することに。「投資用にすれば税金対策になる」と言われて購入したが，いよいよ引っ越しが迫ってきた頃から頭痛が出現した。販売元に契約の取り消しを申し出たものの，「いまさらキャンセルはできない」と断られた。
- 抑うつ気分は朝に強く，さらに昨夜は一晩中河原を歩いていた……。
- 家族歴：Y年前に両親が心中！
- 性格：人見知り，気が小さい
- 睡眠はやや不安定，食欲不振および体重減少は否定

精神科医ははっきり「死にたくなるか？」と尋ねる

　この方のように，うつ病でも最初の訴えが「頭が痛い」「腰が痛い」「眠れない」「食欲がない」あるいは「出勤できない」などである方は少なくありません。当初は「主訴は身体症状だけのようだし，体重減少もなさそうだから心身症領域かな」と考えながら問診を進めていましたが，「ご両親が心中」，しかも「昨夜から今朝にかけて河原を一晩中歩いていた」（立派な自殺企図です！）との話を聞きながら，うわべは平静を装いつつも実は心底びびっていました。

　p.20にも書いたように，臨床実習中の医学生に「患者さんに死にたくなることがあるかどうか聞いた？」と尋ねると，「そんなこと聞いていいんですか？」と驚かれます。しかし，精神科医はほとんどの患者さんに「死にたくなることはありませんか？」と尋ねます。

　うつ病の患者さんは「どこかへ行ってしまいたい」「いなくなってしまいたい」，そして「死んでしまいたい」と，次第に深刻になるとされていますが，さらに「手段を考えているか？」「手首を切ったり薬物を過量服薬したりしたことがあるか？」とまで尋ねるのが精神科医です。

　死にたいと口走る方が受診したらどうしたらいいのかと，よく他の診療科の医師から質問されます。開業医の先生には「専門家に紹介する」と説明して「患者さんの目の前で直接私に電話連絡してください」とお願いしています。「いま直接お願いしたからすぐに受診してください」と説明すれば，かなりの確率で精神科受診に結びつきます。

　このときに「専門家」と呼ぶのがコツです。「精神科医に紹介」となると，「精神病扱いするのか！」と反発する方が少なからずおいでなのがその理由です。

 心身症とは，ストレスなどこころの問題がきっかけとなり身体的な症状を引き起こすものです。例えばストレスで咳が出る，頭が痛いなど。また，自殺企図とは自殺の企てです。

そもそも，うつ病とはどういう状態か？

　うつ病は，心や体に重いストレスがかかるなどした結果，**脳が機能障害を起こしている状態**です。脳がうまく働いてくれないため，物事の見方が否定的になり，自分に対して否定的な感情を抱きやすくなります。
　世界保健機関（WHO）が公表している診断基準「ICD-10」では，うつ病は，興味や喜びの喪失，情動的反応性（喜怒哀楽）の不足，早朝覚醒，午前中に悪い抑うつ，精神運動制止（思考力や決断力の低下），焦り，さらに食欲低下・体重減少・性欲低下などの症状が，**最低2週間持続**することとされています。一言でいうと，**浮かない顔で元気がなく，眠れず食べられず体重が減って生活に支障を来している状態**が続いているのがうつ病といえましょう。こうしてみると，冒頭のケースの方は診断基準を満たしていますね。
　早朝覚醒というのは朝早く目が覚めてしまうことです。また，食欲と体重は大多数で減少しますが，冬季うつ病では過食と体重増加がみられることもあります。

 自殺の要注意サインとかあるんですか？　身近な人から「死にたい」と言われたらどうしたらいいですか？

　「死にたい」という希死念慮の表明は明らかな要注意サインです。**「死にたいと口にする人は死なない」というのは誤り**です。振り返れば，自殺のほとんどに何らかのサインがあり，軽度の自殺企図から次第により深刻なものへと進み結果的に自殺の既遂に至ることになります。ですから「死にたい」と言われたら，「とてもつらいことがあったのですね」と共感を示したうえで，「専門家に相談に行きましょう」と受診を促し

 看護師や薬局の薬剤師,介護職などの皆さんも「専門の先生におかかりですか？」「専門の先生に相談なさってはいかがでしょう？」と対応されることをお勧めします。

てください。

うつ病になりやすいタイプは？

　双生児研究により，うつ病はある程度の遺伝傾向をもつことが確認されています。ただし，統合失調症よりその傾向は弱く，同じ気分障害のなかでも双極性障害より遺伝傾向が弱いことも確認されています。これは，病気そのものが遺伝するというより，**真面目で神経質で頑固で強情な性格**が受け継がれ，そうした性格に根ざした生活パターンとなることも影響しているのではないかと感じます。

　うつ病になりやすい体質として，気分障害には肥満体型の方が多いとされています。日本人は西欧人より肥満体型が少ないため，それほど目立たないといわれますが，うつ病の人には明らかに肥満体型が多いとされています。

　うつ病になりやすい性格では循環気質が多いとされていますが，日本人では執着気質も重要であるとされ，後にこれらをメランコリー親和型気質ともよぶようになりました。いずれにしても，日本では幼い頃から「人には親切に」「いつも元気よく」「勉強しろ」「手を抜くな」「嘘をつくな」「正義が勝つ」「責任を果たせ」「秩序を保て」「和の精神」「時間を守れ」，あるいは「期待を裏切るな」等々と教え込まれながら育てられますから，まさに"うつ病養成国家"ともいえましょう。

> 日本人って真面目な人が多いですからね。うつ病で受診する人は増えているのですか？

　うつ病による受診者は大きく増加しています。1990年代後半から登場した新薬を販売する製薬企業による陰謀説まであるくらいです。

> 最近では，なかなか寝つけない入眠困難型不眠，途中で目が覚めてしまう中途覚醒型不眠など，あらゆる睡眠障害がうつ病に現れるのではないかともいわれ，早朝覚醒への注目度はやや低下しています。

> | 循環気質 | → | 人づきあいがよい，気立てがよい，親切，ユーモアに富む，激しやすい　など |
> | 執着気質 | → | 仕事熱心，凝り性，正直，几帳面，正義感が強い　など |
> | メランコリー親和型気質 | → | 秩序を重んじる，他人に気をつかう，頼まれると断れない，仕事熱心，過度に良心的・小心　など |
>
> ドイツのクレッチマーが考えた循環気質は，社交的で親しみやすく，好人物で他者との同調に努力するがゆえに躁うつ病につながりやすい気質を指す。また，日本の精神科医・下田光造は，気分障害の病前性格として執着気質も重要であると報告した。ドイツのテレンバッハもほぼ同様の特徴をメランコリー親和型気質とよんだ。これらの3つは別々のものではなく重なることもある。

　近年では制服姿の中高生が一人で精神科外来を受診するなど，「精神科受診への敷居が下がった」という印象を受けることもありますが，一方で，特に高年齢層にはいまだに精神科受診への抵抗があること，つまり**スティグマ（差別や偏見）**を感じることもしばしばです。なお，未成年の受診者には「次回はぜひともご家族と一緒に来てください」とお願いしています。

🟡 新型うつ病は本当に「新型」？

　うつ病にもいろいろなタイプがあります。重症うつ病は妄想を伴うもので，高齢者では「もう治らない病気だ」などという疾病妄想や，「周囲に迷惑をかけている」などという罪業妄想，そして「貧乏になってしまった」というような貧困妄想をもつことが多く，思わぬ自殺企図につながりかねないので要注意です。
　このほかには**新型うつ病**とよばれるものもありますが，これは「持続

20世紀初頭のドイツの精神科医・クレッチマーは，個人の体格と気質（病前性格）の関連性に着目し，やせ型→統合失調気質，肥満型→循環気質，闘士型（筋骨型）→粘着気質と分類しました。

性気分障害」であり，以前は「神経症性うつ」とよばれていたものです。本人は「うつ病を繰り返している」と訴えるものの，客観的には"極めて軽度"にしか映らないものです。

新型うつ病もうつ病の一種なんですね。ちなみに五月病，あれもうつなんですか？

　進級・留年，卒業（卒業延期や中退・浪人も），入学・入社，さらに人事異動などの社会的・個人的イベントが集中する3〜4月を経て，5月に精神科受診に至ることが多いことは実感してきました。
　環境の激変，期待が裏切られた，聞いていた話と違うなど，さまざまなストレッサー（ストレス要因）がありますから，心身症，不眠症，適応障害やうつ病，時には統合失調症発症の可能性も考慮します。しかし，近年は5月どころか，4月第1週や上旬の受診者も珍しくない印象です。これも精神科受診への敷居が下がったためかもしれません。
　仕事での降格・左遷などマイナスな出来事だけでなく，周囲からは「おめでとう」と祝福されるような昇進・抜擢，あるいは子どもの誕生や家の新築などもうつ病の誘因になりますので注意が必要です。

ダムに水がたっぷりたまるのを待つ

　時間にルーズで約束を守らず，他人からあてにされないようなタイプの人が精神科を受診することは極めてまれです。
　一方，診察時に"この人は出勤してもとても仕事になっていないだろう"と感じて，仕事を休むように勧めても，「迷惑をかけるから休めない」「私が休むと仕事が回らなくなる」とおっしゃる方もおられます。そうした方には，「これまでも身内の不幸やインフルエンザなどの急病

うつ病と適応障害の症状は似ていますが，適応障害は明確なストレス要因があるのに対し，うつ病は必ずしもそうではありません。適応障害はストレス要因がなくなれば通常改善に向かいます。

で休まれた方の分を，あなたがカバーしておいでになられたでしょう？
今度はあなたが休まれても，他の人たちがカバーしてくれますよ」と説明することにしています。

また，うつ病の患者さんとそのご家族には次のように説明しています。「ダムの水がなくなって底が見える状態になってしまっていますから，ダムに水がたまるのを待つ必要があります。少し水がたまって少し元気になったからといって，その水をすぐに使ってしまえば，またすぐに底が見えてしまうので，たっぷりたまるまで無理は禁物です。水が十分にたまったら，身の回りの日常的なことから少しずつ自信を取り戻していきましょう。そうすれば，嘘のように良くなりますよ」

ですから，少し水がたまって，元気になったからといって，周囲に勧められて旅行に行ったりすることには慎重であるべきです。「あなたが行きたい場所や会いたい方がおいでなら出かけても結構ですが，旅行に行けば病状が良くなることは期待できません」とも説明しています。

 休む場合，期間はどれくらいになるんですか？

一般的には3カ月をめどに考えます。傷病手当金が18カ月間支給されますから，あわてて復職してはまた休職というパターンを繰り返すよりも，その期間内に十分回復し，軟着陸して復職したほうが周囲や家族への負担もより軽減できるからです。

そして，うつ病の方へはむやみに励まさないことが原則とされています。つまり「頑張れば道は必ず開ける」「頑張れば何とかなる」などの言葉をかけることは禁物です。いまの状況に至るまでに可能と思われる努力を続けるなど，あらゆる方策を尽くしてきて疲弊している人に「さらに努力をしろ」と言うことは，「この人も自分の絶望をわかってくれない」とさらに絶望を深めることになりかねないからです。周囲の方が伝えるべきは「決して見放さない」「突き放しはしない」です。

 映画"The Sixth Sense"（シックスセンス/1999年米）では，ブルース・ウィリス扮する主人公の奥さんの登場シーンで，洗面台に"Zuloft"（セルトラリンの米国商品名）とはっきり映り，「ああ，この奥さんはうつ病なんだ」とわかるようになっています。

このとき，励ます目的であえて「見放したり突き放したり」する素振りを見せるべきではありません。魔法の言葉もありません。まさに"Not doing, but being"，「私はあなたのことが心配ですから，そばにいて見守ることにします」ということを伝えるのが大切です。

薬物療法はまずSSRIかSNRIから

うつ病に対する薬物療法は，選択的セロトニン再取り込み阻害薬（SSRI）あるいはセロトニン・ノルアドレナリン再取り込み阻害薬（SNRI）の投与を開始して，十分な量まで増やして経過観察することが基本です。これは諸外国の診療ガイドラインでもほとんど同様です。

最初に投与した抗うつ薬がヒットすれば幸運ですが，増量して経過をみても無効なら別の薬剤に変更してやり直すことになり，それでも効果が得られなければ，炭酸リチウムを追加したり，あるいは後述する電気けいれん療法なども考慮することになります。

SSRI，SNRIに対する評価はさまざまですが，以前主流だった三環系抗うつ薬では副作用への懸念から「減量，そしていずれは中止」と考えていたことを振り返れば，長期投与が可能であり，「減量と中止にとらわれなくなった」と感じています。「副作用が感じられず，社会生活，家庭生活そして個人生活が円滑なら減量や中止にこだわる必要はない」と考えており，患者さんにもそう伝えています。

薬でどれくらい治りますか？　死ぬまで飲むってことはないですよね？

抗うつ薬による薬物療法を主とした治療により約60%は治る，とお考えください。高血圧や糖尿病の薬と同様，内服しないと生命に関わる

SSRIもSNRIも数種類ずつ薬があり，それぞれ効果や安全性も異なると考えられますが，いまだに「この症状にはこの薬」といった決め手となるエビデンスはありません。

可能性もありますが，こうした身体疾患の薬でも規則的な内服が難しいことは投与する側も承知しています（なにしろ大学病院の入院病棟でもせいぜい60％程度しか内服してくれないと報告されています。精神科外来ではなおさらでしょう）。

雨の日に使う傘，カンカン照りに使う日傘やサングラスのように，==うまく薬を使えばよい==のであって，「薬に頼って一生を送れ」というわけではありません。雨が止めば傘を畳み，日が暮れたら日傘を畳みサングラスを外すように，改善して日常生活が送れるようになったら中止・終了を考えればよいのです。

薬以外にも，うつ病のこんな治療法

うつ病治療の基本は，患者さんにうつを引き起こしている「負荷」を軽くしたりなくしたりして薬物療法や支持的精神療法（p.54）を行うことです。その他には，次のような治療法が試みられています。

頑固な希死念慮に対しては，==電気けいれん療法==があります。映画などでのイメージが先行してしまったため"恐ろしい治療法"だという誤解があり，患者さんの同意を得るのが大変ですが，昔よりも機器は改良されており，とりわけ頑固な希死念慮には非常に効果があります。

==光療法==は，2,500ルクス以上の光を1日数時間浴びることで抗うつ効果があるというものです。日照時間の短くなる冬に，北のアラスカから南のカリフォルニアやハワイに移動すると元気になるという報告があることや，白夜の国で自殺率が高いことなどから考案されました。光を浴びるだけなので，これといった副作用もなく手軽で安全なのが特徴で，海外に続き日本でも売り出されました。天井いっぱいに蛍光灯を付けた治療室を設けた施設もあります。

期待したほどの抗うつ効果が得られなくても，==朝に日光を浴びると12時間後に体温が下がり始めて入眠しやすくなる==ことがわかってきていま

三環系抗うつ薬は初期の抗うつ薬で，日本では1959年に最初の薬が発売されました。目覚ましい効果の反面，眠気，口の渇き，便秘，かすみ目などの副作用が多く，使いづらい薬でもありました。筆者が最後に投与してからもう10年以上経ちます。

すので，患者さんには「朝，日光を浴びてください」「外に出なくても結構ですから，カーテンを開けてしばらく日光に当たってください」とお願いしています。

食事でうつが治るとうたっている本も見かけますが，これってどうなんですか？

　うつ病はさまざまな身体疾患と関連をもち，例えば糖尿病，高血圧や脂質異常症，またこれらに起因する脳血管障害などを予防することが，うつ病だけでなく認知症や統合失調症の予防にもなることがわかってきています。ですから，食事でうつ病を治すというよりも，**食生活に気をつけることで生活習慣病を予防することがうつ病予防に直結する**と考えます。

初診から1年半以上経過しても改善しない場合，うつ病は障害年金制度の対象疾患ですから，会社員なら障害厚生年金，自営業や主婦なら障害基礎年金を受給できる可能性が十分あります。

Caseのその後

　濃厚な家族歴の存在と，前夜から早朝にかけての自殺企図がありましたから，「精神科入院施設があれば入院治療の適応だ」と思いましたが，単身受診でもあり，まずは外来で対応することにしました。
　以下の処方を開始して，頭痛および不眠に改善がない場合は早めに受診すること，可能なら次回はご家族と一緒に受診してほしいと依頼しました。

- SSRI：セルトラリン錠（ジェイゾロフト®）25mg　1回1錠　1日1回　就寝前
- 睡眠薬：リルマザホン錠（リスミー®）2mg　1回1錠　1日1回　就寝前

- 2週間後：引っ越しは完了，主訴の頭痛は軽減，朝の抑うつ気分もやや改善しましたが，朝の眠気を訴えたためセルトラリンはそのまま継続として，リルマザホンを1mg 1回1錠 1日1回に減量しました。
- 4週間後：抑うつ気分はさらに改善し，朝の眠気もないとのことでした。8週間後には笑顔あり，著明改善の印象でした。
- 10週間後：「残業50時間OKです」との明るい表情に安心しました。
- 21週間後：「両親の墓参りができました」とのことに主治医も安堵。その後も外来治療を継続し，1年後には何と「彼女ができました！」と嬉しそうに報告してくれました。
- 1年半後：「彼女と結婚します。準備で忙しいです」「あの部屋に結婚して住むようになるとは思いませんでした！」とのことで治療終結に至りました。めでたし，めでたし。

One More Lecture

抗うつ薬の移り変わり

　いまでこそ抗うつ薬の主流はSSRIかSSRIですが，ここに至るまでにはさまざまな薬が開発されてきました。初期の抗うつ薬は本文にも登場した**三環系抗うつ薬**で，目覚ましい治療効果をあげた一方，さまざまな副作用や禁忌疾患があり使いづらい薬でもありました。

　そこで副作用の軽減を図って開発されたのが**四環系抗うつ薬**で，1981年にマプロチリンが発売されました。ただ，それでも先輩精神科医たちは「やっぱり三環系のほうが効果はあるな」と話しておいででした。私も四環系抗うつ薬ではなかなか改善が得られずに経過している男性患者さんに対し，思い切って三環系抗うつ薬に切り替えたところ，目を見張るばかりの改善ぶりに驚かされました。ただ，うつ症状の改善に伴い肝障害も悪化し，投与を中止せざるをえませんでした。

　このような状況から，三環系抗うつ薬並みの効果をもちながら深刻な副作用をもたない薬の開発が切望されていました。1988年に米国で発売された初のSSRIがフルオキセチンであり，米国では「ミラクルドラッグ」とよばれていました。

　日本で初めてのSSRIとしてフルボキサミンが発売されたのは1999年です。新聞や雑誌で「生活改善薬」として大きく取り上げられ，「ここに書かれている薬を処方してください」と新聞の切り抜きを持参される患者さんも少なくありませんでした。

　さて，期待をもってSSRI投与が全国で一斉に開始されました……**消化器系の副作用**が続出です。「副作用がないはずではなかったか！」と驚いた開業医の先生方もかなりおいでだったとか。しかし，三環系抗うつ薬の激烈な副作用に悩んでいた精神科医たちからみれば「少々むかついても，それは効いている証拠です。お腹に効けば脳にも効きます」と涼しい顔でした。服用直後に中断してしまうとつらい副作用だけを経験することになりかねず，向精神作用が現れる2週間までは服用を続けるのが重要と考えていましたから。

第2章

双極性障害

【Case】
- 20歳代後半の男性。主訴は不眠。
- 約3年間に及び引きこもりがちな生活を送ってきたが，何らのきっかけもなくX年Y月1日，突然自室の模様替えを思い立つと同時に禁煙を始めた。禁煙開始当初は「のたうちまわって」いたが，Y月7日「プールで3時間泳ぎ続け」，翌Y月8日，精神科を単身で初診した。
- 家族歴：母親がうつ病にて通院歴あり
- 生育・生活歴：妹2人との3人兄妹の長子として出生。小学生時は問題なく生育したものの，中学生時はやや不登校気味となり，高校は単位ぎりぎりで卒業。高校卒業後はアルバイトを転々としてきたが，アルバイトの最長記録は2カ月間だった。ここ3年間は自宅に引きこもりがちな生活をしている。
- 嗜好：飲酒習慣はなく，喫煙は1週間前から禁煙している
- 有機溶剤吸飲・覚醒剤使用歴：否定

見逃されていた（？）双極性障害

　「日本には双極性障害は少ない」とされ，そう教わってきました。統合失調症はどの民族も同じように存在するとされている一方でなぜなのか？　疑問には思っても，「それが実情だから」といった雰囲気でした。1990年代後半から登場した新規抗精神病薬（非定型抗精神病薬）は米国では双極性障害に多く使われており，その後に統合失調症の適応を追加するといったことが普通に行われていました。

　ところが21世紀になると，「日本人にも双極性障害は少なくない」と一気に風向きが変わりました。新規抗精神病薬の製薬企業の策略なのか，これまで日本では患者が少ないとされてきたのは「日本の精神科医が（軽）躁病エピソードにあまり目を向けず，見逃してきたからである」といった風潮が主となり，「躁病エピソードについて漏れなく問診しよう，躁病の家族歴を忘れずに聞こう」ということになりました。

　個人的には，==日本人の躁病エピソードが地味，つまりあまり派手ではないのではないか==と考えています。やっぱり農耕民族だから地味なのではないかとも感じています。筆者の米国での実習中，精神科救急部では受診したすべての患者さんは手錠でストレッチャーに拘束されていました。「規則だから」とのことで，躁状態の患者さんは「俺は大卒で仕事もあるのにこれは何だ！　外せー！」と大声で叫んでおいででしたが，レジデントによれば「more power, more position, more moneyとの競争による躁状態は少なくない」とのことでした。個室の便器も机も全部ステンレス製で，とても頑丈に作られていたのを覚えています。

 ## 双極性障害は2つのタイプがある

　さて，日本人に多いのは「軽躁病エピソードを伴う双極性障害」とさ

気分エピソードとは，一つひとつの病相のことです。例えばうつの病相であれば，気分が落ち込み始めて底をつき，再び上がり始めて正常気分に戻るまでの一周期をうつ病エピソードとよびます。

れていますが、この**"軽躁病"**エピソードと**"躁病"**エピソードは定義が異なります。軽躁病エピソードは、躁病エピソードと異なり幻覚・妄想を伴わないこともあり、機能低下は重篤でなく、むしろ軽度であり仕事の能率などがアップする場合もあります。

　また、しばしば入院を必要とする躁病エピソードとは異なり、入院が不要でエピソードの持続期間も短いこと、観念奔逸（p.4）ではなく創造的思考といった側面が目立つこと、さらに深刻で危険な行為に至ることが極めて少ないなどの違いがあるとされています。

　なお、Ⅰ型、Ⅱ型という言葉を聞かれたことのある方もいると思いますが、これは米国精神医学会（APA）が作成している精神疾患の診断基準「DSM-5」の分類によるもので、**Ⅰ型が躁病、Ⅱ型が軽躁病エピソード**にあたります。

躁病エピソードと軽躁病エピソードの違い

躁病エピソード（Ⅰ型）	軽躁病エピソード（Ⅱ型）
幻覚妄想を伴う	幻覚妄想を伴わない
機能低下が重篤	機能低下は軽度で、むしろ仕事の能率が上がることも
しばしば入院を必要とする	入院は不要
持続期間が比較的長い	躁病エピソードより持続期間が短い
観念奔逸を伴う	創造的思考から観念奔逸に至るものまでさまざま
深刻で危険な行為に至ることもある	さほど深刻な行為には至らない

　実際には、いちいちこれらの定義の違いを考えながら診察を進めるというよりは、「うつ病だろうな」と考えながら診察を進め、念を押す形で「ご自身でも驚くほど勉強や仕事がはかどって周囲からも驚かれたような経験はこれまでありませんでしたか？」「少々気前が良すぎると言われた経験はありませんか？」といった質問を最後に行い、「そういえば……」と軽躁病エピソードの存在につながった場合には、「単なるうつ病ではなく、軽躁病エピソードを伴う双極性障害であったか」ということになります。

作家ヘミングウェイは双極性障害であり、猟銃自殺を遂げましたが、父、妹および弟と血縁に自殺者が多く、孫でファッションモデルだったマーゴ・ヘミングウェイ嬢も、筆者が米国のUCLA留学中の1996年に過量服薬で自殺しています。

躁状態って，普通の人の「気分がいい」とは違うんですか？

躁状態のときには，声は大きいし，とにかくしゃべり続けて，声が枯れていることもしばしば。やたら気前が良く，酒を飲んだことがないのに知らないバーやスナックに入り「今日は俺のおごりだ！」なんてことまでします。入院中に電話で「お世話になっている病院の職員全員を招待したい」と沖縄のホテルに予約しようとしたり，病院の中庭が寂しいからといって庭石を注文しようとしたりもします。

「退院のときは先生にプレゼントをしたい。何がほしい？」と尋ねられ，「スポーツカーでもくれるの？」と答えたところ，「そんな安いものではだめ！ ヘリコプターをあげる！」と約束してくださったご婦人がおいででした。退院時に「約束のヘリコプターは？」と尋ねると，「あれは具合が悪かったときの話です」と至極真っ当な答えに心底安堵しました。

躁状態の間断ない多弁や超人的な活動性の亢進に対しては，向精神薬がなかなか効果を期待できないこともあり，そうした場合は「やがて疲れるのを待つしかない」こともありますが，一般的に人間のエネルギーはやはり無限ではないようで，いずれは落ち着くことがほとんどです。

薬物治療の考え方

薬物治療としては，==気分安定薬==が第一選択とされてきました。つまり炭酸リチウム，バルプロ酸，そしてカルバマゼピンが主に用いられており，それぞれ循環器症状，肝障害，高アンモニア血症，過鎮静および皮膚症状などの副作用に注意しながら投与していました。

映画"Mr. Jones"（心のままに/1993年米）でも，リチャード・ギアが演じる双極性障害の患者は「Lithium！」（炭酸リチウム）と笑いながら，薬のボトルをくずかごに投げ込んでしまいます。

しかし，いずれも効果発現に2週間程度を要するのがつらいところでした。しかし21世紀になり，わが国でも前述した**非定型抗精神病薬**の素早い効果発現が大きく取り上げられるようになり，気分安定薬との併用も可能なことから，幅広く使われるようになりつつあります。これらの抗精神病薬はもともと米国では双極性障害に投与されるケースが多かったことが知られています。

ただし，躁状態では「こんなに楽しく生きているのに薬など飲む必要があるわけない！」，あるいは「俺様のように偉大な人間が，お前のような精神科医ごときの処方する薬を飲むわけがない！」となかなか内服してくれません。双極性障害の患者さんは「うつ状態だと苦しいことが多く毎日がつらいが，躁状態だと楽しいことも多いので，何とか躁状態のままでいたい」とおっしゃいますが，周囲のご家族は「躁状態で周囲の皆さんに迷惑ばかりかけて，そのお詫びが大変なので，少しうつ状態のままにしておいてください」とおっしゃいます。このように，希望される治療目標のレベルに差があることもしばしばです。

具体的にはどんな感じで薬を使うんですか？

急性期と再発・再燃期で考え方が違ってきます。まず**急性期**の場合，躁病期であれば新規抗精神病薬（オランザピン，アリピプラゾールなど）を用いることが多いです。これはバルプロ酸や炭酸リチウムでは効果発現に2週間程度を要するとされているからです。そしてうつ病期では，気分安定薬（ラモトリギン）や，やはり新規抗精神病薬を用います。ただし，新規抗精神病薬は糖尿病の禁忌・警告に注意が必要です。

一方，**再発・再燃**に対しては気分安定薬の投与持続が望ましいとされています。躁病期は本人の内服拒否が多い一方，ご家族は内服に協力的なことが多い印象です。逆にうつ病期は，上述したように「このままで」とおっしゃるご家族も多いです。

双極性障害の治療薬はますます増えてきていますが，その効果は「飲んでみないとわからない」「飲んだ人にしかわからない」ことも明らかです。しかし，躁状態ではなかなか内服してくれないのが泣き所です。トホホ

どんな人がなりやすいか？

　双極性障害は，うつ病と比較すると遺伝傾向が強いことが双生児研究でわかっています。そして，外向的で明るく親しみやすく，ユーモアあふれる性格，つまり循環気質の方（p.31参照）がなりやすいとされています。これらを考え合わせると，もともと明るい性格の方で，家族歴があり，「羽目を外す」行為が目に余り，社会生活・家庭生活・個人生活に支障が出たら双極性障害の可能性があります。この場合の「家族歴」は双極性障害に限らず，うつ病・不安障害などさまざまです。

　もしご家族あるいは身近な方が，あまりに「羽目を外した」行為で手に負えなくなったら，やはり「あなたの言っていることを理解してくれる専門家に相談しよう」と促して精神科受診へ導入しましょう。周囲も巻き込まれて疲労困憊する場合や，入院が必要なこともありますが，多くの場合，入院当初は「精神病扱いしやがって」やら「入院させやがって」と責められたとしても，治療が進めば「あのときは大人気なく興奮してしまいました」「いまから思うと入院が必要だったのですね」と感謝されます。

　もちろん，退院後に断薬して，またしても大騒ぎといった経験も少なくありませんが，==日本の精神科医はあきらめることなく対応します==からご安心ください。

 双極性障害の再発率はかなり高く，5年で90％以上という報告もあるくらいです。また，患者さんのなかには1日のうちに躁状態とうつ状態を呈する方もおられます。泣き笑いの状態で，ご本人はとてもつらそうです。

Caseのその後

　初診時，表情はにこやかかつ多幸的で活気があり，話し声は大きく饒舌でした。金銭の浪費や夜遊びあるいは性的逸脱などの問題行動はなく，誇大的な妄想は否定されました。不眠のほかに食欲も不安定とのことで，体重は以前63kgだったのが80kg/180cmと変化を認めました。

　ICD-10でF31.0：双極性感情障害，現在は軽躁病エピソードと診断。本人には躁状態であろうと診断名を伝え，さらに薬物療法により早急に改善するであろうことも伝え，薬物療法が開始されました。

- オランザピン錠（ジプレキサ®）10mg　1回1錠　1日1回
- ベゲタミン®-A配合錠（現在は販売中止）　不眠時頓用

- 1週間後：「強迫的水泳はない」が，「終日散歩し続ける」など躁状態は持続しており，不眠も依然として持続していました。
- 2週間後：「だんだんつまらない男になってきた」「並みの男になってきた」と躁状態は次第に改善傾向となり，同時に不眠も改善傾向となりました。
- 9週間後：「疲れてあまり歩けなくなってきたのでオランザピンを5mgに減量している」とのことでしたが，減量したまま経過観察としました。
- 10週間後：「ゴロゴロしてばかりいる」と躁状態は消失した様子でした。一方で抑うつ気分も感じられないため，本人の希望もありいったん治療終了としました。
- 6カ月後：「2日間漠然とした恐怖と震えが続いた」と訴えて再診されました。体重は83kg→75kgに減少しており，不眠も2日間続いたというので，オランザピン5mg再開を提案して，その後もしばらく5mgで継続投与しながら経過していました。
- その後は不定期に外来受診し，軽うつ状態が持続していましたが，突然知り合いの自営業を手伝うことになり治療終結に。お元気で就労中とのことです。

One More Lecture

向精神薬の減量・中止のチャンス

　総合病院に勤務していると，向精神薬常用中の方が身体疾患のために緊急入院することが多々あります。こうした場合，「どうしましょうか？」と相談を受けたら**「内服できないなら向精神薬はすべて中止してください」**と答えます。

　一様に「えっ？　大丈夫ですか？」「暴れませんか？」との反応が返ってきます。「精神症状が出たら対応しますから，すべて中止してください」「医師国家試験的常識からは悪性症候群が心配なので，漸減ではどうでしょう？」「悪性症候群は薬の中止だけでなく，**開始・増量・減量あるいは漫然投与でも起こりうる**ので中止してください」と答えています。そもそも緊急入院する患者さんは経口摂取不能だからこのような相談を受けているわけで，そのような患者さんが暴れることはないはずです。

　この方針には薬剤師からも「不眠になるのでは？」との懸念を示されたことがありますが，「内服できない状態とのことですから不眠の心配は無用。もし不眠が出たら対応しますから，睡眠薬もすべて中止してください」と答えています。

　実は精神科医にとっては，こうした状態は向精神薬の減量・中止の大きな，まさに千載一遇のチャンスなのです。元来，重大な身体疾患によりしばしば精神症状が改善することは古くから知られていました。p.52で紹介している統合失調症に対するマラリア療法やインスリンショック療法などはこうした考え方に基づいています。

　現在まで何例も「向精神薬はすべて中止」とした経験がありますが，いずれも減量に成功しており，悪性症候群が発症した経験はありません。また，看護師サイドが困るような精神症状や問題行動が出現したら「ただちに対応する」と明言することが重要と実感しています。

第 2 章

統合失調症

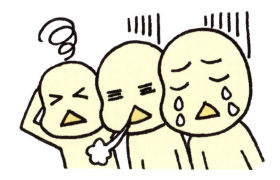

【Case】
- 20歳代女性．主訴は眠れない，幻聴がある，元気が出ない
- 既往歴：特記すべき事項なし
- 家族歴：精神科的家族歴なし，糖尿病の家族歴なし
- 生育歴：3人兄妹の末子として問題なく生育し，4年制大学文学部に現役合格し国文学を専攻，留年のため7年間かけて卒業．卒業後は派遣社員としてデータ入力などをした経験はあるが，いずれも長続きはせず，転職が多い．
- 飲酒・喫煙習慣：否定
- 有機溶剤吸飲・覚醒剤使用歴：否定
- 月経：規則的，妊娠は否定
- 病前性格：内気，友人は少ない

精神症状とともに病歴をよく聞く

　こちらの患者さん，1年前に「子どもから大人までの10人前後の声が自分のことをあれこれ言うのが聞こえる」と訴えたことから近医メンタルクリニックを初診，統合失調症の診断を受けましたが，診断名に納得できなかったことから，ただちに別の精神科病院を受診しました。その病院では診断名を告げられず，抗精神病薬などの多剤併用を指示されて複数回通院しましたが，「薬が効かない」と訴えて外来治療を中断してしまいました。その後，薬物を用いないで「不足した栄養を補うことにより精神病を直す」という民間療法を行う施設に通うことになり，紆余曲折を経て当院受診となりました。

　こういったケースでは，精神症状の確認はもちろんですが，病歴をお聞きしながら，「現役で合格した大学で留年を繰り返して7年かけて卒業」後は「頻回に転職」，そして「内気で友人の少ない病前性格」なども診断の大きなポイントになりました。一般に精神科医は，このような情報も考慮しながら，==おそらく大学在学中に統合失調症が発症した可能性があるな==と考えることになります。

　この方の場合，オランザピン単剤投与を継続することにより陽性症状の著明な改善が得られました。陽性症状の改善後は，復職を見据えての社会復帰が治療目標となり，デイケアを経て，生活技能訓練（social skills training；SST, p.55）の導入などによりストレス状況下での安定維持を図りながら長期に経過を観察する必要があると考えました。

　複数の抗精神病薬・抗うつ薬による多剤併用の理由や事情は不明でしたが，==21世紀の薬物治療はやはり単剤を主として行うことが望ましい==と考えている筆者にとって印象深い経験でもありました。

 統合失調症に現れる精神症状のうち，幻覚妄想や思考障害などを陽性症状，感情表現の減少や意欲低下などを陰性症状といいます。抗精神病薬は陽性症状にはかなりの効果を期待できますが，陰性症状への効果はまだまだ不十分な印象です。

統合失調症の患者さんはどんな症状を訴えるんですか？

　冒頭の患者さんは，表情は硬く，視線をあわせることなく，小声でボソボソとした話し方でした。「いつも見張られている」という注察妄想（delusion of observation），ならびに「携帯電話を盗聴されている」という盗聴妄想（delusion of tapping）はご本人が認めましたが，「食べ物に毒を入れられている」などの被毒妄想（delusion of poisoning）は否定されました（精神症状については第1章-1参照）。

　また，「自分の考えが周囲に知られている」という考想察知（mind reading）は認めましたが，「行動をコントロールされている」という"させられ体験"（made affect）は否定されました。不眠があるほかに食欲も不安定とのことで，体重は一時47kgだったものが42kg（身長153cm）と体重減少を認めました。バイタルサインは血圧119/82mmHg，心拍数100回/分，体温37.0℃と，ぎりぎりですが正常範囲内でした。このように，統合失調症では多彩な訴えが認められます。

患者の訴えにどう対応する？

　統合失調症患者は，思考と知覚が障害されているため社会や家庭での機能に大きな支障を来している，つまり仕事の能率あるいは学業成績などが著しく低下して社会生活や家庭生活が大きく障害され，多くの場合は孤立しています。会社や学校などに行けなくなり，乱雑を極める自宅で夜間は極端な不眠，ほとんどの場合は食欲低下や不食のために明らかな体重減少を来します。

　「悪口を言われている」「盗聴・盗撮により監視されている」「個人情報が流出している」「プライバシーが侵害されている」「電磁波による攻

 映画"One Flew Over the Cuckoo's Nest"（カッコーの巣の上で/1975年米）は，刑務所から逃れるため詐病で精神病院に入院する男が主人公です。薬物療法，電気けいれん療法，さらに外科的手術も登場します。

撃を受けている」などの幻覚や妄想が活発な場合は，こうした「被害」を警察や放送局，電話会社に訴え出たり，「盗聴を妨害するため」として大音量で終夜オーディオ機器を鳴らし続けたりします。

　お会いしてみると，思考障害により会話が非常に回りくどく，打てば響くような会話やキャッチボールのようなスムーズな会話はできないことが多く，時には思考の途絶のために会話が止まってしまうこともあります。幻聴がひどいときには，目の前にいる相手との会話が成立しないことさえあります。

　また，知覚の障害により周囲への認知が大きく歪んでいる場合，さまざまな事象，つまり日常的な出来事を「自分への悪意をもった嫌がらせの行為」と受け取りやすく，いったんそう思い始めると，周囲がいくら否定しても訂正は不可能です。ですから，「そんなことがあるわけない」などと妄想を否定すると，その否定する言動自体を被害的にとらえて，「悪意をもった敵の一味」と確信して敵視されることもあります。例えば「わたくしはマリーアントワネットの末裔です」などの言動に対し，「そんなはずはない」と真っ向から否定すると，「革命派の一味！」と敵意を抱かれかねません！　そんなときは<mark>「私にはわかりません」あるいは「そうだったんですか」などと対応すべき</mark>です。「精神科へ」などと精神科受診を促したりしようものなら，病識の欠如から「精神病扱いするのか！」と興奮しかねないので，「お困りのことがあるなら専門家に相談なさってはいかがでしょう？」くらいにとどめておくのが安全です。統合失調症患者への対応のポイントを次の表にまとめておきます。

精神障害者を巡る歴史的背景

　精神障害者は中世ヨーロッパにおいて魔女狩りの対象となり，多くの精神障害者が火あぶりになり命を落としました。20世紀においてもナチスにより，ユダヤ人，ロシア人，ロマ人，思想犯や政治犯，同性愛者，

映画"Amadeus"（アマデウス/1984年米）は，モーツァルトの人生を描いた映画です。宗教施設のなかで半裸の男性たちがカードをしたり，ムチで追い回されたりしている当時の施設の様子が登場します。

- ●「よく来てくださいました」と受診を歓迎する
  「雨のなかようこそ」「風のなかようこそ」
  「雪のなかようこそ」「暑いなかようこそ」
  「寒いなかようこそ」「お忙しいなかようこそ」
  これらは外来患者さんすべてに申し上げている。
- ●否定しない
  「そんなことがあるとは心底驚きました」
  「そんな目にあったら本当に怖いでしょうね」
  「それはそれは大変でしたね」——と共感を示す
- ●さえぎらない
  ・長くなったら，途中で「〜〜ということは〜〜というような意味ですか？」と，こちらの理解が大きく誤っていないことを確認する態度を示す．
  ・長時間に及ぶときは，「期間が長く，出来事も多いので整理するのにこちらも時間がかかりますので，続きは次回に教えていただけませんか？」とお願いしたうえで，「情報整理のうえでとても役に立つので，次回はメモあるいはノートなどをお持ちいただけませんか？」と，これからも協力するという態度を示す．
- ●薬物療法の導入を図る
  「これまでたくさんの方々とお会いしてきましたが，同じようなお悩みでおいでになり，お薬を使って良くなられた方々もたくさんおいでです」
  「精神科のお薬は，夏のサングラスや日傘，あるいは雨の日のレインコートやブーツと同じようなものです．頼るのではなく，うまく使っていきましょう」
- ●内服せずに再診された場合でも
  「お薬を飲まずにつらくはありませんでしたか？　それなのに来てくださるとはありがとうございます」と伝える
  「何とかお役に立ちたいのですが，眠れない，あるいは食べられないなど困ったことはありませんか？」と尋ねる

　難病患者，身体障害者，知的障害者らとともに多くの精神障害者が強制収容所や絶滅収容所で虐殺されました．医師や薬剤師など多くの医療関係者が虐殺に関与していたことも次第に明らかとなり，近年の世界精神医学会などのたびに大きく取り上げられるなど，**現代の精神医学でも忘れてはならない大きな歴史的事実**です．わが国でも2016年7月に重度心身障害者入所施設で多数の方が殺傷されるという悲惨な事件が発生し，優生思想の危険性が明らかとなりました．

　統合失調症の患者は，日本ではかなり早期に寺社などの宗教施設に保護され，鎌倉時代には漢方薬や灸などによる治療が試みられ，江戸時代

長期にわたる歴史的背景やさまざまな重大事件に基づく数々の苦い教訓から，精神科医療に携わる多くの医療者や法律家などが極めて強く反対したものの，2005年7月に施行されたのがいわゆる医療観察法です．

になると読経や修行による治療が施されたとされています。しかし，近代から現代にかけても私宅監置（自宅内外にいわゆる座敷牢を設けて隔離すること）が長年続けられてきたそうです。精神衛生法により「私宅監置廃止」がなされたのは何と1950年ですから，第二次世界大戦後のことでした。医学部では，「東北地方ではつい最近まで座敷牢が存在していた」との講義を受けました。

1964年，未治療の精神障害者により米国駐日大使が刺されるという「ライシャワー事件」が発生したことから，患者さんが経済的問題により精神科治療を受けられない状況を改善すべく，つまり未治療精神障害者を治療へ導入すべく設けられたのが精神科外来通院公費負担制度（いわゆる32条制度）であり，現在に至っています。

薬ができる前はどんな治療があったんですか？

江戸時代には「水に漬ける」あるいは「木材で殴る」治療法があったそうです。精神医学の教科書にも「冷水を頭からかける灌水療法，カゴに入れたり椅子にくくりつけて回転させてショックを与える回転療法，池の上の橋を歩かせて突然池に落ちる仕掛けで水に落とすびっくり療法」などが取り上げられています。どんな効果があったのやら。

第二次世界大戦後も治療の主流は，マラリア療法とインスリンショック療法，そして電気ショック療法でした。マラリア療法とは，文字どおりマラリアに感染させることで高熱により精神症状の改善を図るものですが，これは**「高熱の後ではしばしば精神症状が改善すること」**に着目しています。確かにこうしたことは現代でもしばしば経験します。インスリンショック療法はインスリン投与によりいったん極端な低血糖によるショックを引き起こし，すかさずブドウ糖を投与して低血糖から回復させて精神症状の改善を図るものです。「ギリギリのところからこちら側に引き戻す」うえで「医療者の腕の良し悪しがあった」そうで，腕が

1982年には精神病院での入院患者虐待事件（宇都宮病院事件）が国際問題に発展したことを契機に，1987年，精神衛生法は精神保健法となり，精神科医の資格も改められました。さらに1995年には精神保健福祉法へ再度改正されました。

悪い場合のことを考えると恐ろしい限りです。

電気けいれん療法はp.35でも述べましたが、世間でのイメージの悪さとは反対に「薬物より安全」な一面もあり、薬物療法で効果が得られない治療抵抗性の幻覚妄想や非常に強い希死念慮には極めて有効であり、機器も改良されて現代でも用いられています。

統合失調症の薬物療法

精神医学の教科書によれば、クロルプロマジンは最初、抗ヒスタミン薬として合成され、Laborit Hら（1952年）により人工冬眠麻酔に使用されました。その後、Delay Jら（1952年）が統合失調症、躁病などの精神疾患に用いて著明な効果があることを報告して以来、精神病治療薬としてフェノチアジン誘導体が数多く合成され、次いでブチロフェノン誘導体（ハロペリドール、1958年など）も開発されたとのことです[1]。

日本に導入されて実際に初めての薬物療法に携わった大先輩精神科医たちは「これで精神病に打ち勝てる！」「精神病により損なわれてきた数多くの若者たちの最も美しく輝く青春を取り戻せる！」と大きな効果を実感して興奮したそうです。これまでの危険な治療法と比較すると安全でしたからなおさらですが、やはりさまざまな副作用が確認され、服薬継続が困難となったり、再発や再燃の問題に直面したりすることになりました。

こうした従来の抗精神病薬の次に、1980年代から新規抗精神病薬（いわゆる非定型抗精神病薬）が続々と開発され、1990年代後半から日本にも導入され始めました。これらの新規抗精神病薬は、副作用についても従来の抗精神病薬と比較するとかなり軽減されていました。ただし、==耐糖能異常に関する重大な副作用には注意が必要==ですので、冒頭の症例でも記したように糖尿病の既往歴や家族歴の確認が重要です。

その後も続々と新規抗精神病薬が登場し、また無顆粒球症という重大

抗精神病薬で注意したい副作用①：じっとしていられずソワソワ・イライラする感じ、下肢がムズムズする感じは「アカシジア」とよばれます。患者さんには不快な症状ですが、最近の抗精神病薬ではほとんどみられなくなりつつあります。

な副作用により開発が滞っていたクロザピンの承認などもあり，精神科治療の主流はこれまでの入院治療から外来治療へと変わりつつあります。

病識がない統合失調症患者さんは薬を飲んでくれない気もしますけど……。

　「大学病院一般病棟の入院患者でも，医師の指示どおり服薬している確率はせいぜい60％」と薬理学の講義で教わり，驚愕した覚えがあります。外来患者ではなおさら低率でしょうし，「病識の欠如」が特徴である統合失調症の場合はさらに低率であることは間違いありません。米国で抗精神病薬のボトルキャップにチップを組み込んだ調査では，「ボトルキャップを開ける」確率ですら20％程度（！）ですから，服薬している確率はさらに低率となるでしょう。茫然自失，無力感漂うデータです。

　なお，新規抗精神病薬は非定型抗精神病薬あるいは第二世代抗精神病薬とよばれる一方，それ以前の抗精神病薬は定型抗精神病薬あるいは第一世代抗精神病薬とよばれます。

精神療法もいろいろ

　もちろん薬物療法だけが進歩してきたわけではありません。精神療法として，力動的精神療法，認知行動療法，芸術療法（音楽療法，絵画療法，陶芸療法，短歌療法など），集団精神療法および家族療法などがありますが，一般的に医療現場で行われているのは**支持的精神療法**です。これは精神症状により弱体化した自我を支えて，不安の軽減を図り，さらには問題の自己整理を通じて回復を目指すものです。

抗精神病薬で注意したい副作用②：高熱や意識障害，自律神経症状（発汗，頻脈など）がみられる悪性症候群も要注意です。最近では医師国家試験に毎年出題されるようになったからか認知度が高まっており，早期治療が奏効することが多くなりました。

また，地域や家庭あるいは職場への復帰を促すための**SST**なども重視されつつあります。SSTは，お金をどう管理するか，職場や地域の人とどう接するかなどの日常的な課題に対し，ロールプレイや宿題などを通じて生活技能を習得することがねらいです。「コンビニで買い物ができるようになった」と患者さんが喜ぶ姿が印象的です。

双極性障害の発症には遺伝傾向があるという話でしたよね。統合失調症の発症にも遺伝が絡んでいると聞いたことがあります。

　一卵性双生児でも100％が発症するわけではないので，遺伝子だけが原因でないことは明らかですが，それでも発症には遺伝的要因が大きな役割を果たしているのは確かです。そのため，世界中で統合失調症の原因となる遺伝子研究がなされています。専門家によれば，「いずれの研究もかなりのところまで迫る」にもかかわらず，「結局のところ特定には至らず」にいるとのことです。こうした経緯から，「母集団とする診断そのものが問題ではないか？」という意見さえあるそうです。

　原因となる遺伝子が特定できて，さらに遺伝子治療へと進める可能性もある一方で，前述のような優生思想による差別や偏見にも悪用されかねない可能性も指摘されていますから慎重にならざるをえませんね。

引用文献
1) 大熊輝雄・原著：現代臨床精神医学 改訂第12版．金原出版，p470，2013

米国留学中，ビルから飛び降りた統合失調症患者に関わりましたが，饒舌に話をされます。他の医師の"Jumping makes people talk"という台詞を聞き，「自殺未遂の患者はよく話す」という医局の先輩の教えを思い出しました。

Caseのその後

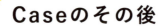

　これまでの病歴と精神症状から，ICD-10でF20.0：妄想型統合失調症と診断しました。初診医から下された統合失調症の診断を支持する考えを伝え，さまざまな症状は薬物療法により早急に改善するであろうことも伝え，抗精神病薬による薬物療法再開への同意を求めたところ，ご本人と母親のお二人から同意が得られました。

　以前内服したことのあるクエチアピンとオランザピンの錠剤見本を示し，ご本人の意見を求めたところ，「こちらのほうが飲みやすかった」と示したオランザピンを20mg/日に増量し，単剤投与として再開しました。

- 3週間後：不眠は改善しました。繁華街へ外出した際に「電車内の乗客が話している内容が自分に関することのような気がした」と被害関係妄想を依然として訴えられましたが，表情は初診時と比較するとやや明るくなった印象でした。
- 4週間後：「幻聴はまだときどき聞こえるが，内容がよくわからなくなってきた」，しかしやはり「対立する組織」の存在が気になるとの訴えでした。一方，犬の散歩や家事の手伝いは可能となり，買い物にも支障はなくなったと，日常生活上の改善は明らかでした。
- 9週間後：幻聴および妄想は否定され，「霧が晴れた」気分とのことで表情は明るく，声にも張りがありました。体重も増加傾向とのことで，運動と間食の制限を指導しました。
- 14週間後：「寝る前の足のムズムズ」を訴えたため，クロナゼパム0.5mg/日を就寝前に追加したところ，以後は消失しました。
- 24週間後：「介護の仕事に内定した」と表情明るく意欲も盛んで，さっそく勤務開始となったそうですが，3日間で退職してしまったとのことでした。復職へのデイケア治療を希望して，デイケア施設のある大学病院へ紹介転院となりました。

第 2 章

PTSD

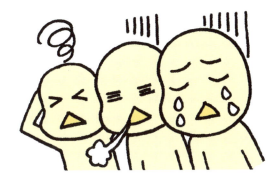

【Case】

- 50歳代女性
- 初診時主訴：眠れない，食欲がない
- 既往歴：特記すべき事項なし
- 家族歴：精神科的家族歴は否定
- 生育歴：特記すべき問題なく生育し，高校卒業後に自営業手伝いを経て，20歳代前半に見合い結婚，一女をもうけた．現在は専業主婦であり，夫および長女との3人暮らしだった．
- 飲酒・喫煙習慣：否定
- 有機溶剤吸飲・覚醒剤使用歴：否定
- 月経：閉経，妊娠は否定
- 病前性格：陽気，友人多い

長女が交通事故に……

　こちらの患者さん，半年前のある朝，会社員である長女はいつものように自宅から仕事に向かいました。長女は仕事の後で友人と出かける予定と聞いていたので，帰宅が少し遅くなることは承知していました。「それにしては遅い」と考えているところに警察から電話があり，「お嬢さんが交通事故に遭い，病院に運ばれた」とのこと。大慌てで病院に駆けつけると，救急救命センターの医師から「手は尽くしましたが」とまさかの悲報を伝えられ，手も足も震えが止まらないまま，ご遺体と対面することになりました。

　ところが，そのご遺体は長女ではありませんでした（！）ので，「娘ではありません！」と叫ぶと病院側も警察官たちも大混乱に陥りました。事故は多数の重傷者を出す大規模なもので，それぞれが複数の医療機関に搬送されて医療現場も大混乱。対面したのは長女ではなく，同じタクシーに乗っていた友人であり，ようやくたどり着いた別の病院で変わり果てた長女の亡骸と対面したのは明け方のことでした。

　葬儀など慌ただしい日々が続き，もう涙も枯れ果てたかと思うような毎日で，==著しい不眠と食欲不振==もあり，体重も瞬く間に10kg以上減少しました。寝つけないうえに，ようやく寝たかと思うと何度も目が覚めてはなかなか眠れません。見る夢といえば長女のことばかり。電話の音が鳴るたびに飛び上がるほど驚くので，自宅の電話の着信音は切ってしまいましたが，一方で長女の携帯電話番号にかけては「はい！　ただいま電話に出られません。メッセージをどうぞ」という本人の声を聞き続ける毎日。

　さらに長女が帰宅していたいつもの時間帯になると，==玄関で物音や長女の声らしき声がする==ので玄関に走るのですが，誰もいないということが毎日続いていました。

 事故の朝，長女は最寄りの駅から自宅に電話をかけたとのこと。母親（患者さん）が驚いて「何かあったの？」と聞くと，「ただ何となくかけてみたの。これから電車に乗るの。行ってきます」と言ったそうです。

悲嘆にくれたらPTSD？

「彼（彼女）に手ひどくふられて失恋した」「愛犬（猫）が亡くなった」「全財産をつぎ込んだオートバイが壊れた」ために**心的外傷後ストレス障害**（post-traumatic stress disorder；PTSD）になったと受診される方がおいでです。「それはおつらいですね」と申し上げますが，これらはPTSDにおける心的外傷の基準を満たしません。「**生命や安全を脅かされるような著しく脅威的あるいは破局的な性質**のもので，短期間のものも長期間持続するものもあり，例えば大震災などの自然災害，大火のような人工災害，激しい事故，戦闘への参加，他人の変死の目撃，拷問・テロリズム・強姦などの犯罪の犠牲になること」がその基準です。

こうした方々には，適応障害（p.32）の範疇に入るとは思うとの旨をお伝えしています。

1980年代の医学教育で「ストレスの度合い」として教わった次ページの表は，何といまだに米国の教科書"Kaplan and Sadock's Synopsis of Psychiatry"（カプラン臨床精神医学テキスト第2版）に掲載されています。これは**Social Readjustment Rating Scale**（社会的再適応評価尺度）とされるもので，平均的人間の生活における混乱とストレスのさまざまな程度に関連づけられた43の生活上の出来事をあげています。これによると，第1位は配偶者の死。経験的には「子の死」のほうが圧倒的に重いと感じますが，米国では子ではなく配偶者なのか，いまだに謎です。

例えば子どもが悪性疾患などの場合なら，「USJに行く」「TDLに行く」など，いわゆる「思い出づくり」の時間や機会がある可能性も考えられますが，今回の方のように交通事故などの場合は「いつものように元気に出かけていった」のに「変わり果てた姿」での帰宅となり衝撃的です。

さらに第三者の行為による場合（つまり殺人事件など）はさらに衝撃的なものになります。子どもを突然亡くされたご両親は「自分も早く子どものところへ行きたい」というお気持ちが真情らしく，「通り魔に遭

映画"The Deer Hunter"（ディア・ハンター/1978年米）はベトナム戦争を描いた名作です。米国の田舎町で地元で働いていた若者がベトナムの戦場に赴き，想像もできないひどい目にあいます。印象的な音楽がしばらく耳から離れません。

社会的再適応評価尺度

生活上の出来事	平均値	生活上の出来事	平均値
1. 配偶者の死	100	23. 子どもが家を出る（結婚，大学入学など）	29
2. 離婚	73	24. 婚姻のいざこざ	29
3. 配偶者との別居	65	25. 際立った個人的な達成	28
4. 刑務所または他の施設での留置	63	26. 妻が家の外で働き始める，または辞める	26
5. 重度の怪我や疾患	63	27. 就学，卒業	26
6. 家族の死	53	28. 生活状態の大きな変化（新築，改装，家庭または近所の質の低下）	25
7. 結婚	50	29. 個人的習慣の修正（服装，作法，交際など）	24
8. 仕事を解雇される	47	30. 上司との軋轢	23
9. 婚姻関係調整の調停	45	31. 労働時間または条件の大きな変化	20
10. 仕事を引退する	45	32. 居住区域の変化	20
11. 家族の健康あるいは行動における大きな変化	44	33. 転校	20
12. 妊娠	40	34. 娯楽の仕方または量の大きな変化	19
13. 性的困難	39	35. 教会活動の大きな変化（通常よりかなり多い，または少ない）	19
14. 家族が増える（誕生，養子，老人の同居などによって）	39	36. 社交の大きな変化（クラブ，ダンス，映画，訪問など）	18
15. 仕事上の大きな再調整（合併，再建，破産など）	39	37. 1万ドル*以下の抵当借金またはローン（車，テレビ，冷蔵庫の購入）	17
16. 財政上の大きな変化（通常に比べて大きな経済困難，大きな収入）	38	38. 睡眠習慣の大きな変化（かなり多く，または少なく，睡眠時間帯の変化）	16
17. 親しい友人の死	37	39. 家族の集まりの回数の大きな変化（通常よりかなり多い，少ない）	15
18. 異なる仕事の系列への変化	36	40. 食習慣の大きな変化（摂食量が多く，または少なく，食事時間または環境の大きな変化）	15
19. 配偶者との多数の議論における大きな変化（子育てや生活習慣などについて，通常よりずっと多く，あるいはずっと少なく）	35	41. 休暇	15
20. 1万ドル*以上の抵当借金（家，事業などの購入）	31	42. クリスマス	12
21. 抵当借金やローンの抵当流れ	30	43. 軽度の法律の違反（交通違反，信号無視，治安妨害など）	11
22. 仕事上の責任の大きな変化（昇進，降格，異動）	29		

＊：この数字はインフレーションを考慮に入れれば意味を失う。重要なのは総資産に占める借金の総計である。
〔Holmes T：Life situations, emotions, and disease. Psychosom Med, 9：747, 1978／井上令一，他・監訳：身体疾患に影響を与えている心理的要因と心身医学．カプラン臨床精神医学テキスト第2版，メディカル・サイエンス・インターナショナル，p890，2004より〕

いたい」とか「暴走車が来て轢き殺してくれればいいのに」などと口にすることさえあり，またなかなか納骨できずに遺骨を手元に置いておくことが多いようです。

「世界で起こる自然災害の20％弱が日本で起きている」とか。この狭い日本で驚きました。もともと島国のうえに半島だらけ。2024年1月1日に起きた能登半島地震では「半島」の問題が表面化しました。災害医療は筆者が行っている救急救命士教育の講義でも取り上げるようにしています。

今回のような出来事に遭うと，ほとんどの人はうつや不眠になる気がしますが，全員がPTSDと診断されるわけではないんですよね。症状の持続期間や重さなどで診断するんですか？

　ナチスの絶滅収容所や強制収容所からの生還者を対象にした調査で，この世のものとは思えない過酷な状況下を生き延びた生存者においてもPTSDの発症は100％ではありませんでした。これは「ストレス耐性が極めて強い人が一定数存在する」ためなのか，あるいは「現実の生活が収容所での生活よりも過酷だった人がある程度存在する」ためなのかなどと考えています。

　PTSDの診断はもちろん診断基準に基づきますが，身体疾患や他の精神疾患と同様に，社会生活・家庭生活・個人生活にどれくらい支障があるかを基本的に考えます。つまりPTSDの治療は**「事件・事故以前の生活にどれくらい戻れるか」**がカギになります。

経験から学ぶ患者への接し方

　では，そうした方たちにどう対応したらよいのか？　これまでの経験では，ご遺族が「今日は月命日だから」と話し，周囲の方から「どなたの？」と聞かれた瞬間，「自分に何かあって命を落としたら，わが子のことを知る存在が誰一人としていなくなってしまうかもしれない」ことに気づき，「亡き子を忘れないでいる存在として長生きしたい」と決意するようになる，まさに**転換点のようなこと**があるようです。こうした経験からは，後追い自殺を防ぎながら長期的にそうした転換点を待つことしかできない印象です。

　一方，「あなたがいくら悲しんでも子どもさんは戻ってはこない」とか，「もうこれからは前を向いて生きていかれてはいかがですか」など，

ナチス強制収容所のように，この世のものとは思えない重篤なストレス状況では，PTSDの出現率は75％以上とされており，過酷な状況から解放された生存者が数十年を経てからも自殺することが知られています。

よかれと思ってこうした考えを述べた医療者には「二度と会いたくない」「もう絶対受診したくない」となるようですから、こうしたセリフは厳禁のようです。われわれ医療者は、教科書ではなく、==すべてを患者さんから学ぶ==存在であることをつくづく実感します。

PTSDに対する治療

　薬物療法は現在，SSRIであるパロキセチンとセルトラリンだけにPTSDの適応がありますが、これも比較的最近のことで、21世紀になってからです。それ以前はPTSDの適応をもつ向精神薬はなく、また==「極めて頑固な不眠」が治療抵抗性であること==も周知の事実でしたから、冒頭の患者さんには「しばらく薬なしで拝見しましょう」との考えを伝えました。結局のところは"Not doing, but being"ですから（p.34参照）、筆者にできるのはそばで見守ることだけでした。そして、現在に至るも根本的には変わらない姿勢で診療を続けています。

　他の患者さんでは「このつらさを何とかしたい」「朝までゆっくり眠りたい」と向精神薬の内服を強く希望する方から、「つらい目に遭っただけで精神病ではないから」と内服断固拒否の方までさまざまです。「若干でも苦痛を和らげる効果は期待できます」「こうした場合の不眠には睡眠薬は効かないことが多く、むしろ抗うつ薬や抗精神病薬の効果が期待できます」と説明し、処方を希望される方にはPTSDの適応をもつSSRIや眠気の強い抗うつ薬などの向精神薬を投与します。

　とはいえ、想像を絶する外傷体験を経験されたのですから、そんな記憶がなくなるわけがありません。つまり、PTSDが「治る」といっても、それは==「日常生活に大きな支障が表立ってはいない」程度の状態を維持できていること==と考えています。「つらい思い出は一生続くと思います。そう考えたうえで、今後の人生を生きていかれるのを見守るのが私たちの仕事です」とお伝えしています。

PTSDについてはホロコースト関連の研究が主に行われてきましたが、カンボジアのポル・ポトによる自国民虐殺から逃れたインドシナ難民によるボートピープルの発生を経て、1990年代の米国ではインドシナ難民に関する研究が盛んに行われていました。

有名な著書『アウシュビッツは終わらない』で自己の強制収容所の経験を書いたイタリア系ユダヤ人化学者Primo Levi（プリーモ・レーヴィ）は，1987年に自殺しました。生きていればノーベル文学賞の有力な候補者でした。このように，かなり時間が経過してからの自殺も特徴的ですから，治療も長期化します。また，ほとんどの方は，何年経過しても「この時期だった」「この日だった」と，事故や事件の日に増悪しますから，いつも注意しています。

PTSDの時代的背景

どうやら南北戦争から始まるとされていますが，有名になったのは第一次世界大戦における砲弾の飛来音に起因する"Shell shock"です。その後に第二次世界大戦，ナチス強制収容所，朝鮮戦争そしてベトナム戦争を経て，ベトナム帰還兵たちが呈したさまざまな精神症状から「ベトナム戦争神経症」との名称を経て，1980年代に米国精神医学会（APA）によりDSM-Ⅲ（同学会が作成している診断基準）でPTSDという正式病名になりました。その後も湾岸戦争の従軍に伴う"Gulf War syndrome"（湾岸戦争症候群）なども登場しましたが，PTSDはそのまま用いられています。

しかしその後も，2001年9月11日，米国での航空機ハイジャックによる同時多発テロ，そしてアフガニスタンさらにイラク戦争，そしてロシアによるウクライナ戦争と，多くの犠牲者を生み出す事態は途絶えることはありません。

ある高名な精神科医がPTSD研究の話のなかで，「悲しいことだが，PTSDの研究では航空機事故のご遺族が最も対象となりやすい」と話すのを聞いたことがありますが，その後日本でも国内の空港で飛行機の墜落事故がありギョッとしたことを覚えています。その後も，阪神淡路大震災，地下鉄サリン事件に加え，東日本大震災まで起こりましたから，PTSD研究の対象には事欠かないという悲しい現実となりました。

映画"The Horse Whisperer"（モンタナの風に吹かれて/1998年米）：凍結した路面での交通事故によりPTSDとなった馬（！）を，ロバート・レッドフォード演じる調教師が曝露療法で治療する物語。もちろん馬もPTSDになるかもしれませんね。しかしこの邦題は……。

生き残ったことの罪悪感「survivor guilt」

　わが国では1995年の阪神淡路大震災，2011年の東日本大震災など，災害被害が途切れることがありません。災害生存者が「生き残ったことの罪悪感」，"survivor guilt" をもつために，せっかく生き延びたのにその後自殺に至ることは，ナチスの強制収容所の生存者においてもかなりの年数が経過してから自殺する事実によって広く知られていました。阪神淡路大震災でも避難所での混乱状態から仮設住居などに入居した後に自殺者が続出したため，精神保健医療関係者が仮設住居などに出向くアウトリーチでの対応がなされるようになりました。

　この経験から東日本大震災では，PTSDへの対応として精神保健医療関係者の早期介入が図られました。とにかく長期的な視点から，長期にわたり必要に応じての向精神薬投与と精神療法および集団精神療法的アプローチが必要でしょう。しかし，東日本大震災では被災地域が広範囲で，交通網も含めた被害によりアクセスの負担が大きかったことに加え，福島第一原発のメルトダウン，さらには震災前から進行していた被災地の高齢化・過疎化の影響からして，その困難さは計り知れませんでした。

　東日本大震災では地震直後にいったん避難したものの，「忘れものを取りに」「家族へのメッセージを自宅に残したい」「常備薬を忘れた」などと自宅へ戻り津波の被害に遭った犠牲者が多かったそうです。あるいは，「早く避難しましょう」という声に「ここは大丈夫」などと答えて津波の被害に遭い，避難を呼びかけてくれた方が命を落としてしまい，呼びかけに応じなかった方だけが助かったなどの例もあり，「あのときにもっと強く引き止めていれば，自宅に戻って津波にのまれることもなかったのに」などと，survivor guiltに容易に直結する事例が少なくなかったようです。

　PTSDの患者さんには「わかってたまるか！」という気持ちがあるこ

阪神淡路大震災では，倒壊した家屋により動けなくなった方々を家族や隣人たちが救出しようとしている最中に火の手が迫り，救出を断念して避難せざるをえなくなったという方たちにPTSDがみられたようです。

と が指摘されています。「大変でしたね」と声をかけられても，「実際に体験していないあなたに大変などという言葉を使ってほしくない」というような感情のようです。ですから，東日本大震災の被災者が，阪神淡路大震災で被災したボランティアとは「あなた方ならわかってくれる」と手を取り合って号泣したというエピソードは有名です。

2024年1月1日に発生した能登半島地震でも，東日本大震災の被災者が能登半島でのボランティアに強い共感をもって参加していることが報道されていますが，こうした心情的背景が存在すると感じています。

被災地医療支援から見えてきたもの

筆者は日本総合病院精神医学会からの呼びかけに応じて，2012年10月から福島県いわき市の総合病院精神科外来支援を続けてきました。

通常の被災地支援は，災害被害が終息し，インフラが整備され，医療施設が再開するのにあわせて終了するものです。しかし，原発関連被害のため，原発周辺の医療機関は再開の見込みが立たず，また帰宅できない住民避難によりその周辺に人口が急増した地域が発生し，以前からの医療過疎が悪化してしまうなど，これまでの被災地医療とは異なる展開になっています。個人レベルで被災地支援を行っている医療関係者はもちろん多数おいでですが，総合病院精神医学会としては「中長期にわたる医療支援が必要」と考えて事業を継続しています。

現実にこうした活動を続けてきて，ようやくわかったことがあります。それは，**医療関係者は自ら被災しても医療提供を期待されること**です。「家族を亡くした」「自宅を流された」「自宅が除染中」などの被害を受けた病院職員たちと大勢出会いましたが，そうしたことは当たり前なのでしょう。いちいち教えてはくれませんが，5年通うことでようやく伝わってきました。災害に襲われたとき，われわれ医療関係者は被災者であっても，医療を提供することを期待されていると実感した次第です。

映画"Dunkirk"（ダンケルク/2016年英米仏）では，沈没船から救出された英国軍兵士がダンケルクへ戻ることを拒否し，命の恩人に暴力を振るう場面があり，救出した民間船の船長が"Shell's shock"とつぶやきます。

Caseのその後
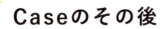

　診察時，患者さんの表情は暗く，硬い印象。衣服は地味な色合いであり，頭髪もやや乱れが感じられます。化粧気はありません。声は小さく，あまり視線を合わせずにぼそぼそと話されます。一見してやつれた印象を受けます。

　お話を伺いながら，こちらも手が震えそうになったことをいまだに覚えています。「**もし自分が同じ立場だったとしたら，とても立っていられないだろう**」とも思い，そのことも伝えました。PTSDの診断基準を満たすことから，典型的PTSDであると診断しました。

- 筆者としては，**眠れないのは異常なことではない**と考えていること，そして毎日夕刻になると玄関から物音や声が聞こえるのも病的な症状ではなく，「**正常な幻覚**」ともよばれる現象であり，病的な精神症状ではないと考えていることをまず伝えました。
- また，こうした場合の不眠などの症状には睡眠薬をはじめとする向精神薬の効果があまり期待できないことも伝えました。お力になれるとしたら，「秘密が守られるという前提で，長期的にお話を伺う決意がある」ことくらいだとお伝えしました。
- 数年間にわたり不定期に受診されましたが，あまり改善された印象はなく，「いつも留守電の娘の声を聞いています」「娘の携帯電話は解約できずにいます」と外来で泣いておいでした。

第 2 章

5 不安障害

【Case】
- 「電車のドアが閉まった瞬間に吐き気に襲われ，満員電車の中で吐いてしまったらと思うと電車に乗れず，勤務先に行けません」
- 「電車のドアが閉まった瞬間に猛烈な尿意や便意に襲われたらと思うと電車に乗れません」
- 「外出先で何か大きなものが落ちてきたらと思うと怖くて外出できませんが，調布飛行場を離陸しようとしたセスナ機が飛行場近くの民家に墜落したニュースがあり，自宅にいるのも怖くなりました，どこにいればいいのでしょうか？」

日常生活に支障を来すほどの不安

　いろいろな不安の声をご紹介しました。皆さんいろいろと苦労されています。不安障害は一言でいうと，<mark>心配でたまらないため，生活に支障が出ている状態</mark>です。他にも次のような例があります。
　「オープンカーなら乗れるので，いつでも愛車のオープンカーです。都心の会社そばに有料駐車場を借りています。自分のアパート代よりも高いですが，仕方ありません。もちろん雨でもオープンカーです」（閉所恐怖症の方）
　「電車に乗れないので，勤務先が変わるたびに近くに引っ越しますが，今回は家を買ったとたんに転勤になりました。電車に乗れないという診断書を書いてください」
　「薬を飲みながら何度も挑戦し，ようやく電車に乗れるようになりましたが，今度はモノレールに乗らなければいけないところへ転勤となりました。モノレールなんてとてもとても」

> はたから見ると大げさな気もしますが，本人は困っているんですよね。どういう人が多いんですか？

　もちろん，元来心配性な性格あるいは神経質な性格の持ち主がほとんどです。「いつも万全でないと気が済まない」という完璧主義な面が災いしています。
　個人的な目安として，<mark>「いつも約束の時刻に間に合うように行動しますか？」</mark>と尋ねています。ほとんどの方は「もちろんです。いつも約束の時刻の30分前には先着しています」「約束に遅れるくらいなら死んだほうがマシです」と答えます。「人なんて待たせておけばいいんだ」と，いつも約束の時刻に遅れる活動パターンの人が精神科外来を受診するこ

映画"夜明けのすべて"（2024年日）：月経前症候群（PMS）の女性とパニック障害の男性が主人公。男性は「電車に乗れない」「美容院に行けない」「外食できない」ので徒歩圏内が生活範囲の日々を送っています。

とは滅多にありません。つまり「ズボラな人間になれば不安症状からは解放される」といえますが，そんなことを口にすると「そんな人間になるくらいなら……」と言われるのがオチです。

不安障害の治療

　抗うつ薬や抗不安薬などの向精神薬が有効ですが，不安障害の方々は「薬には頼りたくない」という傾向が強く，さらにはまだ内服する前から「薬，やめられますか？」と不安を抱くようです。

　元来，「こんな症状は自分だけだろう」「あちこちの病院で検査を受けたが，どこでも異常はないと言われてきた」という方ばかりですから，「あなたと同様の症状に悩み，受診され，薬で良くなられた方々も大勢おいでです」と説明すると，「やっと病人扱いしてくれた」と診察室で泣き崩れた方もいました。

　薬との付き合い方について，「真夏のサングラスや帽子，あるいは日傘，雨の日の雨傘のように，道具として薬を使います。例えば抗不安薬はいつも肌身離さず持ち歩いてください。カバン，財布，ポケット，会社のロッカーなど，あちこちに分散して配置する方がほとんどです。可能なら内服して電車に乗ってみてください。効果を実感できたらシメタものです。あとは飲まずに持ち歩くだけで絶大な効果があります」と説明します。とにかく，世の中には不安発作に効く薬があり，その薬がいつも身近にあるということで安心して生活できるのです。ほとんどの方はこの方法でうまく行きます。

　ときどき，「気がついたら，ポケットに入れていた錠剤が粉になっていた」と外来に飛び込んでくる方がおいでです。コツは，手元の薬が少なくなる前に受診すること，それから試しに電車などに乗ってみないことです。「試し」と思うと不安が高まるらしく，「試しに失敗すること」が多い印象ですから，どうしても乗らなければならないときに内服して

テーブルに並ぶナイフやフォークを見ただけで動悸がして叫びたくなる「会食恐怖」の方もいましたが，この方にはSSRIの効果がありました。これまで無理だった冠婚葬祭に初めて参加でき，親族一同から驚きとともに大歓迎されたそうです。

乗車することを勧めています。いまにして思えば，**認知行動療法**を実践しているわけですね。

　上述した，オープンカーで都心に通勤していた彼は，向精神薬の内服により電車で通勤できるようになり，さらには「とても無理」とあきらめていた飛行機にも乗れるようになり，「イタリアに買い付けに行ってきました」と嬉しい報告がありました。

 先生，認知行動療法って何ですか？

　白か黒か，あるいは正義か否かといった極端な判断，これは**「認知の歪み」**といわれるものの一例ですが，このような認知の歪みは行動にも悪影響を与え，そして行動が認知の歪みにさらに悪影響を与えるという悪循環に陥りがちです。「白か黒か」よりも別の見方，あるいは別の考え方があるのではないか？　と気づき（認知），そこから悪循環に陥らない行動へと促し，日常のいわば些細な出来事の積み重ねで自信を取り戻すのが認知行動療法です。

　かたくなな患者さん，生真面目な患者さんの多くが「自分が休むと仕事が回らなくなり，周囲に多大な迷惑をかける」と主張してなかなか仕事を休もうとはしません。そんなときは，「これまでも身内の不幸やインフルエンザなどの急病で周囲の人たちが急に休むことがあった際，あなたが肩代わりなさってきたでしょう。今回はあなたが休む順番が来ただけではないでしょうか？」と説明すると，「え？」と表情が変わる方がおいでです（新型コロナウイルスのパンデミックによりこの表現が使いやすくなった印象です）。

　もちろん，それまでの人生の背景にあった価値基準がそう簡単に変わるはずもありませんが，**「世の中には別の見方や考え方があるらしい」**くらいのことを少しでも覚えてくれれば，世の中をいまより少しは生きやすくなるのではないかと感じています。

 電車に乗れないと訴える患者さんでも，誰か一緒なら乗れることも多いです。また，前述の映画"夜明けのすべて"では電車に乗れない男性に，乗る区間を一駅ずつ増やすことを主治医が勧めますが，このような曝露療法も認知行動療法です。

「トラブルが起きたら立ち向かう」方もおいでですが，**「相手のあることでしたら強風がやむのを待ったり，一時的に避難して事態が鎮静化するのを待ったりという見方はいかがでしょうか？」**ともお話します。もちろん「私が対応しなければ，私の立場がなくなるのではないか」というような基盤があるようですが，そんな場合でも「どなたかに援助や助言を求めることができる可能性はありませんか？」とお話します。あたかもトラブルに一人で立ち向かわなければ「一人前の人間ではない」とでもいうような決意ですが，これが認知の歪みとすれば，この認知に基づいての行動により，相手のある問題が映画のように解決することはなかなか難しいと感じます。

ですから，「首をすくめて少々待ち，周囲に救いを求めるような対応はいかがでしょうか？」とお話しながら，「長期戦になるかもしれませんね」と寄り添う姿勢を示すことにしています。

 ## 社交不安障害

不安障害にはいくつかのタイプがあります。代表的なものとして，まず社交不安障害があります。これは「注目の的になったらどうしよう」など人前で注目が集まることへの不安が強く，ある患者さんは，すでに講義の始まっている講義室に遅刻して入る場面や，来賓のスピーチさなかの披露宴・卒業式に後から入場する場面が最も恐ろしいとのこと。しかし，考えてみればそのようなことがいつもあるとは限りませんから，やはり「万一に備えて薬を肌身離さず持ち歩く」ように説明しています。

「来週，苦手な満員電車に乗って研修会に出席しなければなりません。知らない会場ですから，万一遅刻したらと不安でたまりません。何とかなりませんか？」という男性には，前夜から近くに宿をとり，会場の下見をするように勧めたところ，無事に出席できたそうです。「こんな方法があったとは」と大変喜ばれました。真面目すぎますよね。

 仕事を休めないという方は，休むことイコール悪，周囲に迷惑をかけるイコール悪，だから休めないというわけです。しかし，無理に出勤しても仕事が手につかず，さらに周囲に迷惑をかけ，いっそう自分を責めることになってしまいます。

パニック障害

　パニック発作と言って，突然強い不安や恐怖が起こるのが特徴です。本人は「このまま死んでしまう」のではないかとの不安が強く，救急搬送を繰り返すこともしばしばですが，パニック発作は多くの場合15分程度で自然に収まります。ですから119番通報を経て，救急車で医療機関に搬送された頃には症状は著明に改善あるいは消失していることになります。

　過呼吸発作になったご婦人が精神科外来に救急搬送されたことがありましたが，救急隊員によれば呼吸数は200回/分。よく数えたものだと感心しました。このときの意識レベルは，Japan Coma Scale（JCS）という意識障害の評価尺度で300，つまりどんなに刺激を与えても反応しないという昏睡レベルでした。

　確かに，どんなに呼びかけても反応しません。「では注射をしましょうか」と話しかけた途端に，「注射は嫌！」とストレッチャーから起き上がり，走って外来から病院の外に出ていってしまいました。JCS 300の強度意識障害患者が走って帰宅したと大騒ぎになりました。

 ## 強迫性障害

　「ばかばかしい」と思いながらも，ある行為を止められず，生活に支障を来している方です。例えば，「手が汚れているのではないか」と考え，石鹸で手を洗い続けているご婦人。1日に石鹸1個を使うという強迫的手洗いにより両手は真っ赤，ところどころ出血しています。その方のお話では，毎日石鹸を1個使っていると下水が詰まってしまい，自宅の水回りは惨憺たる有様，しかしそれに対応することもできずに手を洗い続けているとのことで大変つらそうです。

 映画"Analyze This"（アナライズ・ミー/1999年米），"Analyze That"（アナライズ・ユー/2002年米）：ロバート・デ・ニーロ演じるマフィアのボスと精神科医によるお笑い映画。パニック発作を起こしたボスに抗不安薬を投与しようとした若手精神科医は，「何が薬だ！」と哀れボコボコにされてしまいました，涙。

薬物療法を提案しましたが,「手を洗うのに忙しく薬を飲む余裕はない」と薬物療法への導入は果たせませんでした。周囲の物に触るのも極端に嫌がるので,毎回看護師が診察室のドアを開けるなどの配慮をして対応しました。「自分でもばかばかしくて,止めたいのに止められないのです」と大変つらそうでした。ご家族と一緒に受診されるように勧めましたが,「手を洗っていて家族に電話をかけられない」とおっしゃっておいででした。

その他の恐怖症

ほかにも,ゴキブリが怖い,雷が怖い,海ほたるへと進む海底トンネルが怖い,エレベーターが怖い,とさまざまなものがあります。特に年配の方が嫌う「四」の問題がありますね。これは**縁起恐怖**で,とにかく「し」という音を嫌がる方がいます。「西村先生の名前にも『し』が入ってますね。『にしむらひろし』なら2つも!」という具合です。

これは調べても有効な治療法は見つかりませんでした。徐々に曝露すれば,とも思いましたが,「し」を使わずに会話するのはもの凄く困難で,思うように面接が進みませんでした。日本の病院の多くでは「4」や「9」のつく部屋番号がありませんね。

美容院や歯科受診はパニック障害の方の苦手な場面の代表です。とにかく「身動きができない状態のときに何か大変なことが起こったらどうしよう」という不安に襲われるようです。

One More Lecture

向精神薬の減量・中止，再び

　p.46 で，患者さんが身体疾患で緊急入院されてきたときが向精神薬の減量・中止のきっかけになると書きました。これに対して，主治医がなかなかやめてくれないという声も聞きますが，そもそも抗精神病薬については添付文書上，「昏睡状態を悪化させるおそれがある」として**昏睡状態の患者には投与禁忌**となっています。まずこのことを主治医に伝えておく必要があります。

　患者さんが昏睡から回復しつつあるときでも，抗精神病薬の再開には慎重でよいと考えます。また，意識障害からの回復過程にある患者さんに向精神薬を投与すると意識障害の判定に影響を与える可能性があるため，中止すべきと考えられることがほとんどです。

　抗精神病薬などの副作用である**悪性症候群**については，近年の医師国家試験による影響もあるのではないかと考えます。最近では毎年必ずと言っていいほど出題されるらしく，研修医の脳内では「向精神薬の投与中止→悪性症候群」という図式が出来上がっているようです。ですから，「とにかく中止を避ける」という意識がある可能性があります。ただ，向精神薬を長年使ってきた筆者からすると「そこまでムキにならなくても」と感じることもあります。

　なお，悪性症候群の治療薬ダントロレンは筋肉のけいれんが持続するときのみ用います。

　改めてまとめると，患者さんが**経口摂取不能なら向精神薬は中止して経過観察**し，精神症状は出現してからの対応で十分な場合がほとんどです。

第 2 章

パーソナリティ障害

【Case】
- 20歳代女性。X年Y月午後，家族から「家で暴れている」と市役所に電話連絡があり，市役所担当者と民生委員が訪問したところ，包丁で両側前腕を自傷して泣きじゃくっていたため，市役所担当者および実母同伴にて21時過ぎにZ病院救急受診に至った。
- 左側前腕には3条の切創とそれに伴う少量の出血，および以前からのものと思われる切創痕多数を認めた。
- 右側前腕には明らかに数十に及ぶ多数の切創および中等量の出血とがそれぞれ認められた。
- 出血創のため血圧測定はできなかったが，体温35.9℃，心拍数84回/分・整で意識障害は認めなかった。
- 左側手背部に静脈を確保して止血薬およびショック予防のためのステロイドを含む補液を開始するとともに，鎮痛薬・抗菌薬を経口投与した。

信じられないような家庭環境で

　患者さんは小柄で，年齢を考慮するとかなり幼い印象の女性に見えました。表情は少なく，声も小さい。話し方は幼い印象ですが，疎通に問題は感じられませんでした。

　「いつも一人，話し相手がいない」「あまりにいらついたので（腕の傷は）自分で切った」「（その理由は）皆がいると言えない」などと話していましたが，そのうちに「母親が（その同棲相手と）いちゃついたり抱き合ったりしているし，その男に押さえつけられて，やられた」「その後も月に2回はやらせてくれと言い寄ってくる」などと，次第に複雑な環境に言及し始めました。

　こうした事情を述べる間にも，診察室の机に頭をぶつける自傷行為の出現があったため，明らかに自傷のおそれがあると判断し医療保護入院としました。診察には実母も同席していたものの，取り乱すことも悲しむこともありませんでした。より詳しい患者さんの記録をまとめます。

- **既往歴：**人工妊娠中絶3回（小学6年時，中学1年時および中学卒業後）
- **家族歴：**実父がアルコール依存症にて死去
- **生育歴：**実父はアルコール依存症のため入退院を繰り返した後，乳児期に死亡。11歳下に弟がいるが，その父は特定不能。母が再婚した土木関係者の義父とその連れ子とともに各地を転々としたが，13歳以降は関東に居住している。中学卒業後は居酒屋店員として就労歴あり。
- **現病歴：**4歳頃から実母と義父の性交渉を毎日のように見せられ続けていたが，小学6年時からはその義父から**性的虐待**を受け続け，計3回の人工妊娠中絶術を受けた。X－8年，義父が脳血管障害により左片麻痺となったが，実母や義父の連れ子である義妹はまったくその介護や援助をしないため，患者が居酒屋で働きながら一人で義父の面倒をみていた。この間，実母は家を出て別の男と同棲を始めた。義父は血管性認知症も合併しており夜間不眠および徘徊も著明であり，単独での

医療保護入院とは，本人が同意せずとも，精神保健指定医が必要と判断し，保護者も同意した場合に本人の健康を守るために入院させることができる制度です。これとは別に，措置入院とよばれる制度もあります（p.24）。

介護は極めて困難であった。

こうしてX年Y−7月，義父の介護に疲れ果てたため同棲中の実母のもとへ転がり込むように同居したが，今度は実母の同棲相手の60歳男性から**性的虐待**を受けた。このことを実母や義妹にも打ち明けたが，「済んだことは仕方がない」と取り合ってもらえなかった。この頃からリストカットなどの**自傷行為**が出現した。

「生きていても何も楽しいことはない」「何に関しても反省しない母に対するどうしようもない怒りがある」「母は病人の義父の面倒もみずに，同棲相手とのセックスのことばかり考えている」「実母の同棲相手には先月下旬にも犯された」「これらすべてに怒りがあり，実母のところへは戻りたくない」と述べた。

- **飲酒・喫煙習慣**：ビール500cc/日，タバコ10本/日
- **有機溶剤吸飲・覚醒剤使用歴**：否定
- **妊娠の可能性の有無**：不明。受診前の最終月経中にも性的暴行を受けている。なお，義父および実母の同棲相手以外との性的経験は否定。
- **病前性格**：わからない

想像できないようなつらい人生を送られてきたんですね……。

初秋の夜，虫の声が聞こえるなか，当直の精神保健福祉士と外来で患者さんを診察しました。「映画じゃあるまいし」と，少々震える手でカルテを書きながら，「自分に何ができるだろう」と感じていたことを思い出します。

実の娘が血だらけで泣きじゃくる姿にも，その娘が語る驚愕の内容にも，実母はまったく取り乱すこともなく，口を挟むでもなく，まさに他人事のように"あっけらかん"としています。診察していても患者さん本人に精神症状があるわけではなさそうでしたが，とにかく現在の環境

過酷な成育歴や生活歴が語られるとき，受付にいる看護師も身を硬くして緊張しているのが伝わってくるほどです。カルテを記載しながら「現実にこんなことがあるのだろうか？」と感じることもしばしばです。

に戻すことは危険と考え，要入院加療と判断して医療保護入院としました。カルテには「家庭環境に問題多く，自傷のおそれ大」と記入しましたが，「どうなれば退院できるのだろうか？」とも思いました。

 この患者さんの診断は何だったのですか？

診断基準からすると，ICD-10でF60.3：情緒不安定性パーソナリティ障害（emotionally unstable personality disorder）のうちF60.31：**境界性パーソナリティ障害**（border line type）を満たしています。認知，情動性，衝動性の制御と欲求への満足感，他者との関わりと対人関係の処理の仕方などが著しく偏っており，また自傷行為の繰り返しや慢性的な空虚感がはっきりとしているからです（診断基準については後述）。

しかし，これらはいずれも長年の，まさに苦悩に満ちた，にわかには信じがたい異様な家庭環境と生育歴によるものであることは明らかです。「診断名をつけることに意味があるのか？」と感じ，実際には「適応障害」と診断すべきなのだろうか？と思いました。

入院後は驚くほど穏やかに経過しましたが，筆者は一貫して「退院のために何ができるのか？」あるいは「退院させるべきなのか？」と考えていました。

知能検査・心理検査の結果

知能検査（コース立方体テスト）の結果，得点106，IQ＝102.1，精神年齢16歳4カ月であり，知的障害の可能性を考えましたが，おそらく勉強に集中できる環境ではなかったことから否定され，安心しました。

心理検査（ロールシャッハ・テスト）では，反応数は14個と少ない結果でした。初発時間は平均的，把握様式は全体把握傾向，体験型は両

 かの中井久夫先生（わが業界の伝説的大家）も，「良くなる環境にならないと，治るものも治らない」「環境が良い方向に変わらなければ，治るわけにはいかない」[1]と書かれています。

> | コース立方体組み合わせテスト
（Kohs block-design test） | ロールシャッハ・テスト
（Rorschach test） |
> |---|---|
> | ・一辺3cmで赤，白，青，黄，赤と白，青と黄に塗り分けられている木製の立方体を組み合わせて，17種類の模様を作る課題を与え，その所要時間と達成度から知能指数を算定する。
・積み木遊びはゲーム感覚でできるので，「ガラスは何からできていますか？」「台湾は日本からみてどの方角にありますか？」などの質問に答えさせる必要がなく，うまく答えられない患者さんのプライドを傷つけることがない。言語をあまり使わないので言葉が出にくい方にも施行可能で，侵襲性もない。
・ただし，知能指数のうち動作性IQしか測定できないのが欠点（もう一つは言語性IQ）。 | ・投影法とよばれる人格検査で，インクの染みでできた10枚の図版を見せて，「何に見えますか？」と尋ね，その答えを分析して人格を判定しようというテスト。
・しかし，何しろ施行に時間はかかるし，出た結果の解釈にも多大なエネルギーを必要とする。
・そのうえ，その結果が高い信頼性をもつに至るには適切な解釈が必要であり，そのためには豊富な経験が必要とされている。
・筆者は，最後に「たかが紙の染みであること」を忘れてはいけないとも教わった。 |

貧型，人間運動反応はまったくみられない，形態水準は低め，Popular反応は2.5個と少ないといった結果で，総括すると**未成熟人格**と考えられるとのことでした。

　臨床心理士からは「どうして周りの大人がもう少し早く対処できなかったのか疑問が残る」というもっともな指摘と，「さなぎが蝶になる前，まだ羽がクシャクシャで」というような反応が象徴的であるとのことでした。つまり「蝶がきちんと飛べるようになるまでには，ある程度の時間と安全な空間が必要なのではないか」ということでした。また，「自傷行為をすれば誰かが振り向いてくれる」といったことにも本人は言及したそうです。

> こういう検査はどんなときにするんですか？　知能検査は知的障害を疑うときだというのは何となくわかるんですが。

　心理検査や知能検査は，その方を症状からだけでなく，多角的に捉え

映画"Universal Soldier: Regeneration"（ユニバーサル・ソルジャー：リジェネレーション/2009年米）：凶暴になり制御不能に陥った人造人間兵士を人間らしく戻すべく再教育を行うところで，効果判定のためかロールシャッハ・テストが登場。むろん再教育は難渋を極め，苦悩に満ちたセラピストが哀れです。

て治療につなぐ，つまりその方の能力や長所を活かすといったアプローチにつなげたいという気持ちが背景にあります。

　診断に悩む場合は診断の補助に用いられますが，この患者さんの場合，「向精神薬の効果は期待できそうもない」と感じ，「何か治療的アプローチの手がかりになれば」と考えて臨床心理士に依頼しました。

　また知能検査は，知的障害があると問題解決能力が限られる可能性があるとの印象から，依頼しました。今回のコース立方体テストでは動作性IQのみですが，近年は言語性IQも測定できる知能検査で，動作性IQと言語性IQとの乖離が大きい場合には発達障害の可能性を考える大きな手がかりになるとされています。

パーソナリティ障害への対応には苦労が多い

　上で述べたように，パーソナリティ障害の全般基準として，①認知（物事や人および出来事を知覚し理解する方法），②情動性（情動を喚起するものに対する反応の範囲，強さおよび適切さ），③衝動性の制御と欲求への満足感，および④他者との関わりと対人関係の処理の仕方などが，「標準」から著しく偏っていることがあげられています。

　大学病院精神科の外来統計によると，ICD-10のF60：パーソナリティ障害は約2％以下と数は非常に少ないのですが，その対応に費やすエネルギーといったら恐ろしいほど多大なものになります。ですから，対応する治療者側の消耗や疲労感も想像以上です。上述したさまざまなタイプのなかでも，おそらく最もエネルギーの消耗を強いられるのは**境界性パーソナリティ障害**です。中井久夫先生でさえも「境界例を診ると，1人で5人診たくらいの疲労感を覚える」と書いておられます。

　もちろん消耗を強いられるのは主治医だけでなく，薬剤師，看護師，臨床心理士，事務，電話交換手，さらに院内での清掃担当者に至るまで，多大な負担を強いられることが多々あります。例えば，何気なく交わさ

またパーソナリティ障害には，妄想性，統合失調症性，反社会性，情緒不安定性（衝動型，境界型），演技性，強迫性，回避性および依存性とさまざまなタイプがあり，それぞれが強烈な病像を呈します。

れる挨拶などの日常会話から，こちらが顔を赤らめるほどの賛辞や感謝の言葉をいただくかと思えば，突如として痛いところをピンポイントで突いてくる攻撃的言動に変化を遂げたりします。例えば「あの人はあのときああ言った」「なのに，あなたはこう言った」などと，言いがかりとしか思えないことを延々と訴え続けます。あれこれ反論しようとするとさらに墓穴を掘ることになりかねないので，黙っているのが最良の対応法であることもしばしばです。

> つまりパーソナリティ障害は，物事のとらえ方や感情のふり幅が一般の人よりかなり大きいというイメージでしょうか？

　そのとおりです。突拍子もない行動，周囲からは理解困難な行動など，タイプにもよりますが，一言でいえば<u>**「手に負えない」というのが一般的な印象**</u>です。例えば，とんでもない高所に登って騒ぐなどした後に事情を聴くと，「そんな些細なことが理由で死にたくなり，あんな危険なことをしたのか！」と心底驚かされることになります。

薬物療法

　パーソナリティ障害の治療を専門とする精神科医たちによると，「向精神薬ではやはりメジャー（抗精神病薬）が良い」との意見が一般的ですが，投与薬物に関する苦情も執拗であることをたびたび経験します。副作用の可能性を考慮し，慎重を期して極少量から投与を開始すると「全然効かない！」「苦しさを何とかしてくれ！」，これに対応して増量すると「耐えがたい副作用でかえって苦しくなった！」「責任を取れ！」などといった具合です。おそらく薬局の窓口などでも同様に執拗な訴えを繰り返していることでしょう。苦しむ患者さんを「何とかして差し上げ

映画"Girl, Interrupted"（17歳のカルテ/1999年米）は，数多くのタイプのパーソナリティ障害を一度に観られる恐るべき映画です。アンジェリーナ・ジョリーがアカデミー賞を獲得しました。ある女性の自伝に基づく物語です。

たい」と考えている医療従事者への挑戦のようですらあります。

　ですから中井先生は、「患者の人生をできるだけ無理のない豊かでふっくらとしたような軌跡を描いて全うできるように援助する」くらいのところがわれわれの仕事になるだろうと書かれています。

患者さんはどんな感じで治っていくんですか？

　教科書的には，作業療法やレクリエーション療法，あるいは職業療法などを経て社会復帰を目指すとされていますが，上記のような特性を考えるとかなり困難です。それでも今回の症例は，短期間の入院であり，簡単な作業療法などではありましたが，こうしたアプローチが功を奏した奇跡的な一例といえましょう（Caseのその後はp.84参照）。

　しかし，同時に「人格障害者の内には第三者（社会）を悩ますものがあり，このような人格者に対する治療的あるいは予防的手段があるかどうかも重要な問題である。社会的対策に関しては，精神医学が寄与できる範囲と限界を十分に心得ておくことが大切である」[2)]ともされています。もっとも，こうした範囲や限界にはお構いなく直面することを迫られるのが臨床現場であり，絶望することもしばしばですが，**あきらめないのが精神科医の身上ですから！**

 リスカ，過量服用……

　リスカとOD，この2つの単語はどうやら中学生にもよく知られているようです。"wrist cut" と "over dose" の略ですが，思春期の生活では日常会話で少なからず用いられているようです。

　精神科外来の待合でも持参したカッターナイフでリストカットをする例は珍しくありませんが，精神科医も精神科看護師も"リスカ"だけで

リスカやODをしても，「何か嫌なことあったの？」と聞くのがわれわれ精神科医です。「ダメじゃないか！」と叱ったりすることはありません。

驚くことは滅多にありません。「先生，待合室でリストカットしています」「出血は？」「あっても少量のようです」「順番まで待っていただいて」といった具合で，特別扱いはせず順番どおりに診察します。

　手首は腱があるのでなかなか深くは切れませんし，静脈から出血しても凝固能に問題がなければ5分以内に止血してしまいます。「つらいことをわかってほしい」のでしているのであり，「やめなさい」といってやめる性質のものではないようですので，「カッターの代わりに定規を手首に当てるとよい」という指導を知り，実践してみましたが，「血が出ないと生きている実感がしない」との反応でした。

　"生きている実感"を感じても，どうやら痛みはあまり感じないらしく，これまで「痛い」と訴えたのは筋膜まで達するほど深く切った場合だけでした。痛みに弱い筆者には信じられません。「手首を切っても死ねません，どうしたら死ねますか？」ともしばしば尋ねられますが，「脈が触れるところを縦に刺さないとね」と教えるわけにもいかず，「切る前に受診してください」と話しています。

　患者さんによれば，どうやらネット上には"リストカットのWebサイト"のようなものがあるらしく，そこではさまざまなリスカを見られるそうです。手首にとどまらず上腕に至ると"arm caving"となるそうで，そちらのWebサイトもあるようです。なかには半袖が着られなくなると困るからと，大腿部を切ったり打ったりする方もおいでです。

　ODについても皆さん情報通であり，「この薬（市販薬）は100錠飲むと命に関わるから，90錠飲みました」などと教えてくれます。確かに100錠分飲むと薬物性肝障害で肝臓移植の適応となる成分だったりします。この過量服薬にも，精神科医は滅多なことでは動じません。時間が経過していれば水分摂取して排泄されるのを待つしかないからです。ですから「ODする前に受診してください」とお願いします。

引用文献
1）中井久夫：世に棲む患者．筑摩書房，2011
2）大熊輝雄・原著：現代臨床精神医学 改訂第12版．金原出版，p324，2013

診察を終えるときは「カッター置いていって」と言ってカッターナイフを預かるようにします。おかげで大学病院勤務時代は，外来の机の引き出しに錆びたカッターナイフが何本も入っていました。

Caseのその後

- 入院後の病棟生活には「慣れないことも多い」と語るものの，ときおり不眠を訴えるだけで安定していました．臨床心理士に依頼して，病院行事の写真整理をしたり院内運動会の応援グッズを製作したりといった簡単な作業，あるいは院内の花壇での作業などにトライしてもらいましたが，驚くべきことに，**こうした種類の作業はこれまでしたことがない**とのことでした．
- 頑固な不眠だけは一貫して持続したため，ベゲタミン®-BやA（現在は販売中止）を主に投与しました．
- 実母の面会にも，「母への気持ちは変わらないが，死にたい気持ちはなくなってきた」とのことでした．入院1週間後，義父は精神病院に入院したとの連絡が福祉担当者からあり，その後の母との面会で「（義父とは）離婚する」と伝えられたときには少々落ち込んだとのことでしたが，この頃に月経が来たため，妊娠していないことがわかり安堵したようでした．
- その後は自宅への外泊を繰り返していましたが，病院の居心地は良いらしく，退院の要求はありませんでした．母親からも退院の要求はなく，この先どうなるのか？ 何ができるのか？ との疑問をもちながら経過をみていました．"施設入所"の話を聞き，一時は本人も希望したのですが，やはり決心はつかずに経過していました．われわれとしても，「保護義務者」である実母のもとへ退院させてよいものだろうか？ との思いがありました．
- すると突然，"いとこ"の女性が登場しました．本人も「この人なら信頼できる」とのことで同居することになり，めでたく退院となりました．現れたのが"白馬の騎士"ではなかったけれど，映画のような結末にスタッフ一同感激しました．

第 2 章

睡眠障害

【Case】
- 60歳代男性。夢に反応して大声で叫んだり，悲鳴をあげたりする。
- 既往歴：狭心症，肝炎，虫垂炎
- 家族歴：否定
- 飲酒・喫煙習慣：否定
- 有機溶剤吸飲・覚醒剤使用歴：否定
- 高校卒業後，63歳まで会社勤務。引退後は地元の役員やゲートボールなどをしている。1男あるが，妻との2人暮らし。
- 性格：真面目
- 30歳代から症状はあったそうだが，受診歴はなく，60歳代になり入院中に症状が出現したため，近医を受診したところ紹介となった。週に一度は夜中に叫んだり悲鳴をあげたりし，手を振ったり足で盛んに蹴飛ばしたりもする。そのときに見ている夢の内容は「空を飛んだり」「喧嘩をしたり」など奇想天外な内容とのこと。

睡眠時随伴症はほとんど薬で良くなる

　こちらの患者さん，クロナゼパム0.5mg/日を投与開始するも「効果が感じられない」とのことで，1.0mg/日に増量したところ，「月に2回くらいうなされることはあるが，手足を動かすことはなくなった」と改善を認めました。2年後には「うなされるのも月1回くらい」とさらに改善しています。

　この他に，キックボクシングの試合をしている夢を見ていて起き上がってふすまに突進して蹴破ってしまったり，悪人相手に戦う夢を見ていたらベッドから飛び出してガラス戸を蹴り倒して足を切ってしまったり，さらにボールで遊ぶ夢のなかで道に転がるボールを追いかけるつもりでベッドから飛び起きて壁に突進したりと，このような経験がある方は，睡眠時随伴症のうちの「レム睡眠行動障害」の可能性があります。ガラスが散乱したり血まみれになったりする状況に周囲は大騒ぎになりますが，当の本人は夢のなかでの出来事とあって，まったく悪気はありません。他にも2つ，睡眠時随伴症の症例を最後にご紹介しています (p.95)。

　原因は不明ですが，この症例のように，寝る前に軽い薬を服用するだけでほとんどがすっかり良くなります。「家が壊れるからと寝袋で納戸に寝かされていたけど，解放されたよ」「暴れるのが怖くて足をロープで縛って寝ていたけど，もう縛らなくてよくなった」，あるいは「これまではいつも留守番だったが，家族旅行に行けるようになった」と皆様から大喜びされています。

　しかし，こうした症状に気づいたとしても，そもそも「病気なのか？」「病気だとしても何科を受診したらいいのか？」という疑問があったとも伺います。以前，自治体の広報で取り上げたところ何例か受診例がありましたし，院内報で取り上げた際も病院職員のご家族が続けて受診されたことがあります。いずれも「わざと蹴っているのではないか？」と，

睡眠時随伴症とは文字どおり，睡眠に伴い異常な行動や体験が現れるものです。米国では，夢に現れた「敵」や「悪人」に対して枕元に置いている拳銃を取り出し，止めようとした家族を撃ってしまうという死傷事故の報告もあるそうです。

あらぬ疑いをかけられて困り果てていたご本人たちからも大変感謝されました。

こうした訴えのほかに、いびきや無呼吸の相談もありますが、「(パートナーを)愛しているなら耳鼻咽喉科を受診し睡眠ポリグラフ(PSG)検査を」、もしくは「あまり愛していないなら生命保険を大幅に増額」するように勧めています。それは睡眠時無呼吸症候群が高血圧、不整脈や脳血管障害を引き起こしかねないからです。

また、せっかく気持ちよく眠っているのにふと目が覚めると、ふくらはぎや足の裏がむずむずしたり火照ったり、アリが這い回る感覚に襲われたりして、それからは眠れなくなってひどくイライラしてしまった……そんな経験に悩んだことがあるならば、むずむず脚症候群(レストレスレッグス症候群)の可能性があります。こうした症状に毎晩苦しめられていると「足を切ってほしい」とまで思いつめ、さらには「死んでしまいたい」と悩むことも少なくないとされています。

でもご安心ください。プラミペキソールやガバペンチン エナカルビルなどの投与ですっかり良くなられる方がほとんどで、良くなられた方々は「もっと早く受診すればよかった」とおっしゃってくださいます。

隣で寝ている方に連れて来られるのが周期性四肢運動障害です。これは寝ている最中に足を激しく動かすもので、本人は自覚していないのに隣の人をひどく蹴飛ばすので、ご家族が音をあげて来院されます。これも、わざと蹴飛ばしていない限りは前述のような薬で改善します。

睡眠の構造

睡眠にはノンレム睡眠とレム睡眠(REM：rapid eye movement)の2種類があることは、現在ではよく知られています。寝入ると段階的に睡眠が深くなり、ノンレム睡眠を経てからレム睡眠に至ります。このサイクルを一晩に4〜5回繰り返します。レム睡眠のときに夢を見ている

PSGは睡眠脳波、眼球運動、筋電図、呼吸曲線、図などの測定を睡眠中に行い、睡眠ステージやその分布を調べる検査です。最近ではスマホにより睡眠ステージがわかるアプリもあるそうで、進歩には驚くばかりです。

のですが，このとき全身の随意筋は脱力しているので通常は動けないはずです。しかし冒頭の患者さんは立ち上がったり暴れたりしています。

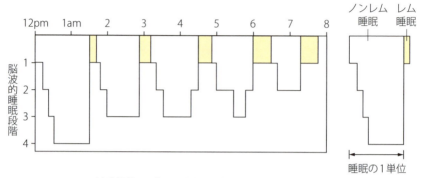

〔大熊輝雄・原著：現代臨床精神医学 改訂第12版．金原出版，p43，2013より〕

「夢ばかり見て眠れない」と訴える患者さんも少なくありませんが，「夢を見ているのは眠っている証拠です」と説明しています。この場合の「眠れない」は「寝た気がしない」という**熟眠障害**のことのようですが，前述のように，夜間の睡眠ではいったん深睡眠を経てからレム睡眠になったときに夢を見るのですから，眠っているのは確かですし，「夢ばかり」と何回も夢を見ているのは，1回約90分といわれるこの睡眠サイクルを繰り返している証拠となります。ですから「夢を見ているのは眠っている証拠」となります。

金縛り，これもレム睡眠中の現象と考えれば矛盾はありません。脳波上明らかなように，意識レベルは覚醒状態に近く，聴覚も覚醒時に近い，あるいはむしろ過敏です。しかし，筋の脱力のために声も出なければ，手も足も，さらには顎も首もまったく動きません。筆者も医学生時代に実際に経験しましたが，学生寮の他の階で行われている飲み会の声が聞こえ，「あの声は彼の声だ」とまで判断できるのですが，手足はもちろん，頭を上げることも声を出すこともできませんでした。

映画"日本で一番悪い奴ら"（2016年日）は昭和に起こった現実の事件に基づくダーティ・コップ・ストーリー。チンピラが丸くて白い錠剤を飲んでおり，警官から尋ねられて「ハルシオン」と答えますが，ハルシオン®なら青い楕円形のはずですね。

8時間睡眠神話

「最低8時間眠らないと気がすまない」とおっしゃる方、特に年配の方がかなりおいでですが、下の図に示すように、睡眠時間は短すぎても長すぎても死亡率が急激に上昇することが知られています。いずれの場合も糖尿病が増え、また短すぎる場合は高血圧が増えます。現在では「7.5時間程度が成人の最も長生きできる睡眠時間」とされています。

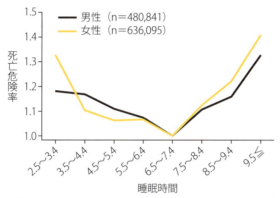

〔Kripke DF, et al：Acrh Gen Psychiatry, 59：131-136, 2002より〕

「早く寝すぎるお年寄り」の問題も最近わかってきました。夕方に床に就くため深夜に覚醒して「眠れない」と訴えるのですが、「観たいテレビ番組がない」「夜のニュースは怖い話題ばかり」「電気代がもったいない」といって18時頃に寝てしまうので、深夜に覚醒してしまいます。こうしたことから、「あまり早くに寝ないように」といった睡眠衛生指導が重要視されるようになっています。

映画"Annie"（アニー /2014年米）にはゾルピデム（海外では商品名Ambien）が登場しますが、この映画はゴールデン・ラズベリー賞の最低リメイク映画賞に輝いていますから、うっかり観てしまうと睡魔に襲われる可能性があります。

先生，睡眠衛生って何ですか？

　生活習慣や睡眠環境など，その方の眠りに関連する問題を改善し，健康的な睡眠がとれるように環境を整えることです。
　まず，<mark>朝の起床時刻を一定にしましょう。</mark>これは，「早寝すると早起きできる」のではなく，「早起きすると早寝できる」ことがわかったからです。特に07:00頃に日光を浴びることに起因するようです。そして，日光を浴びなくてもカーテンを開け，朝日の届く場所でコーヒーを飲んだり，新聞に目を通したり，朝食をとったり，歯磨きしたりしてからトイレに行きましょう。
　日中に眠気を感じたら，昼寝は30分未満，間違っても1時間以上昼寝してはいけません。夕方以降はカフェイン入りの飲料を飲まないことも徹底しましょう。p.94の表も参考になります。
　なお，子ども，大人そして高齢者では総睡眠時間は異なることをお忘れなく。

Sleep courseの思い出

　1980年代後半のある夏，米国サンフランシスコから100マイルほどのスタンフォード大学Sleep Centerで開催された「Sleep course」に日本人として初めて参加しました。夏休みで学生が帰省したため空いている学生寮に10日間ほど泊まり込み，レム睡眠の研究で有名なDr. Dementなど豪華な顔ぶれの講師による講義を受け，PSGの各種電極の装着やその記録の判読などに明け暮れました。Dr. Dementは「Sleep誌にレム睡眠について投稿したが，何度もリジェクトされてくじけそうになった」と苦労話も語っておいででした。

 Dr. Dementは「自分は動物実験をしているので動物愛護活動家の暗殺すべきリストの一番に挙げられている」とおっしゃっていました。動物実験に反対する方々の考えはわからないでもありませんが，そのために人間を殺害するとは！

レム睡眠中は覚醒しやすく，PSGでレム睡眠を確認して被験者を叩き起こして「電話番号を言え」と言えばすぐに覚醒して電話番号も正答できますが，深睡眠中はそもそもなかなか覚醒せず，電話番号はおろか「名前は？」と何度尋ねてもなかなか答えられません．しかし，母親はどんな睡眠ステージにいても乳児の泣き声には反応して直ちに覚醒します．また，「昼食をまったく食べなくてもたくさん食べても午後の眠気に変化はない」が，「午後3時頃が日中の眠気のピークとなるのでミーティングや長時間の運転は避けるべきであること」や，「早寝早起きタイプか夜更かしタイプかは10歳頃までにある程度その傾向が決まること」，さらに「オレンジジュースやジンジャエールにもカフェインは含まれていること」などの興味深い内容をいまでも覚えています．

眠れないのとは反対のナルコレプシーもよく聞きますが，これはどんな病気ですか？

映画にナルコレプシーが出てくる場面をいくつか紹介しましょう．"My own private Idaho"（マイ・プライベート・アイダホ/1991年米）の主人公は，ナルコレプシーのため，母親似の女性を見かけると脱力発作，入眠時幻覚，そしてけいれん発作に見舞われます．

また，犯罪コメディ映画"Bandits"（バンデイッツ/2001年米）では，銀行強盗が自宅にやってきて玄関で応対した銀行支店長が，びっくりしたために睡眠発作に襲われて失神します．さらに，動物コメディ映画"Rat race"（ラットレース/2001年米）でも情動刺激により睡眠発作が誘発されています．

このように，**ナルコレプシーの睡眠発作は情動刺激により誘発されます．**つまり，喜び，怒り，驚き，あるいは悲しみなどです．スタンフォード大学には，実験動物である「ナルコレプシー・ドーベルマン」なる犬もいました．このドーベルマンは喜怒哀楽で脱力発作を起こすので，好

ドーベルマンの交配実験も盛んに行われているようでしたが，「雌犬を見ると興奮して脱力してしまい，なかなか交尾に至らない」のが悩みの種であり，Dr. Dementは薬剤を注入して何とか交尾に至らせようとしていました．

物の餌を与えられたり雌犬と引き合わされたりすると，喜びのあまり睡眠発作に襲われて床に崩れ落ちてしまうのです。

ナルコレプシーの治療には以前はメチルフェニデート（リタリン®）が用いられていましたが，乱用問題などの事情から投与できる医師を制限できるようにしたうえで，いまではメチルフェニデート徐放錠（コンサータ®）あるいはモダフィニルに取って代わられています。

 ## 時差ぼけも

余談ですが，筆者はカリフォルニアのナパで行われた時差実験に参加したこともあります。時差ぼけ（Jet lag）に対する光照射の影響および効果を調べるために，被験者のPSGと直腸温を記録した実験です。光を浴びる群と浴びない群とに分けてその影響を調べました。

光を浴びない群も，睡眠脳波を記録するとき以外は寝てはいけないので，うっかり眠らないように助手たちがトランプの相手をしたりして寝かせないようにしていました。

 時差ぼけではないですが，眠る時間帯が昼夜逆転してしまうのを「概日リズム障害」と言いますよね。これも光が関係しているんですか？

過去の研究で，被験者を洞窟に閉じ込め，時刻を知る手がかりを与えずに観察したところ，**人間の体内時計は25時間周期**であることがわかりました。つまり，地球の24時間周期とは1時間のずれがあります。日常生活では目覚まし時計を使い，トイレに行き，顔を洗い，朝食を食べ，歯磨きをして出勤や通学するというさまざまな刺激，つまり同調因子によりこの1時間のずれを修正ないし補正して日常生活がうまくいくようにしています。

 この実験，筆者は被験者と運転手を兼ねていたので，レンタカーのバンで片道100マイルのドライブをしたりもしました。直腸温プローブを直腸内に留置しながらのロングドライブは大変でしたが，いまとなっては懐かしい限りです。

これらさまざまな同調因子のなかでも，最も強力な効果をもつのが光です。ですから，この光をうまく使うのが最も理にかなった概日リズム睡眠障害の治療法ということになります。しかも太陽光を使えば無料です。現実的には，前述したように毎朝07:00頃に必ず日光を浴びましょう。すると，12時間後から深部体温が低下し始め，適度な眠気につながり夜間良眠を得られます。

 時折，まるっきり昼夜逆転してしまい，どうしても学校や大学に行けないという生徒・学生から相談を受けます。COVID-19以来，リモート講義が可能になり，進級や卒業も可能になりましたが，以前は「このままでは高校を卒業できない」などという事態もありました。

不眠症のタイプと治療

 さまざまな睡眠障害のなかで，不眠症は最も多い疾患です。むしろ，あらゆる診療科で不眠は最も多い訴えの一つです。痛くて眠れない，痒くて眠れない，身の置き所がなくて眠れない，等々。不眠が慢性的に持続すると日中の過度の眠気につながり，集中力が低下するなどして交通事故や業績低下あるいは大事故につながりかねません。
 一般に，不眠のタイプは以下のように分類されています。
・入眠困難：床に入ってもなかなか寝つけない
・中途覚醒：夜中に目が覚める
・早朝覚醒：朝早く目が覚める
・熟眠困難：十分に眠れていないと感じる

 睡眠薬もこのタイプにあわせて，超短時間作用型，短時間作用型，長時間作用型などの薬を組み合わせて投与していました。しかし，現在では診療報酬上の関係で睡眠薬の投与は事実上2剤までとなり，可能な限り併用は避ける方向に進みつつあります。
 また，概日リズムに影響を与えているメラトニンに作用するラメルテ

過去，診断書に「極めて珍しい病態だが本当に起きられない」と書いても卒業できなかった学生がいた一方，「卒業できないと自殺に至る可能性がある」という診断書を提出したら卒業できたという話を聞きました。冷や汗が出ますね。

オン，スボレキサント，レンボレキサントなどの登場もあり，睡眠衛生指導の重要性が高まっています．厚生労働省から出されている睡眠衛生のポイントを下に示しておきます．

健康づくりのための睡眠指針2014：睡眠12箇条
1. 良い睡眠で，からだもこころも健康に．
2. 適度な運動，しっかり朝食，眠りと目覚めのメリハリを．
3. 良い睡眠は，生活習慣病予防につながります．
4. 睡眠による休養感は，こころの健康に重要です．
5. 年齢や季節に応じて，昼間の眠気で困らない程度の睡眠を．
6. 良い睡眠のためには，環境づくりも重要です．
7. 若年世代は夜更かし避けて，体内時計のリズムを保つ．
8. 勤労世代の疲労回復・能率アップに，毎日十分な睡眠を．
9. 熟年世代は朝晩メリハリ，昼間に適度な運動で良い睡眠．
10. 眠くなってから寝床に入り，起きる時刻は遅らせない．
11. いつもと違う睡眠には，要注意．
12. 眠れない，その苦しみをかかえずに，専門家に相談を．

〔厚生労働省健康局：健康づくりのための睡眠指針2014より〕

頑固な不眠を訴える超高齢者への対応には苦慮します．特に，すでに睡眠薬を内服している場合に増量や追加をすると転倒・転落などによる骨折の可能性が増大することが知られています．このような場合は，不眠の適応をもつ抑肝散の追加投与を試しています．

他のCase

【Case】
- 70歳代男性。主訴は，夢のなかのとおりに行動する，殴り，蹴り，ベッドから落ちる。
- 既往歴：高血圧，白内障
- 家族歴：否定
- 飲酒・喫煙習慣：機会飲酒のみ，喫煙習慣は否定
- 有機溶剤吸飲・覚醒剤使用歴：否定
- 高校卒業後，会社員として70歳頃まで勤務していた。2女をもうけたが，現在は妻との2人暮らし。
- 強盗が自宅に押し入った夢を見て，その相手と戦うはめになり大暴れ，壁を殴って手を痛めたとの訴えでした。クロナゼパム（リボトリール®）1.0mg/日投与開始により，こうした症状は出現しなくなりましたが，「一度飲み忘れたところ悪夢を見た」「錠剤を落として0.5mgしか内服しなかった夜は眠りが浅かった」とのこと。上行大動脈解離手術のために他院入院中にも一度だけ同様のエピソードがあったものの，その後は内服継続により症状出現はありませんでした。

【Case】
- 70歳代女性。主訴は不眠
- 既往歴：脂質異常症，過敏性腸症候群
- 家族歴：否定
- 飲酒・喫煙習慣：否定
- 有機溶剤吸飲・覚醒剤使用歴：否定
- 高卒後，結婚して1男をもうけたが，現在は単身独居。
- 70歳を超えても早朝の仕事のために朝3：30に起床する生活で，入眠困難を自覚したため近医からゾルピデム（マイスリー®）5mg/日を

投与されたが，無効だったとのことでした。一方，朝起きてみると部屋であれこれ何かした跡があり，障子に登ろうとした形跡まである，さらに頭部にも打撲したような痕まであるので，怖くなって初診に至りました。
- クロナゼパム0.5mg/日投与により2週間後には症状消失し，仕事も順調に継続中です。

One More Lecture
当たり前のことを当たり前にする

　どこの病院に勤務しても，「今度来た先生はどうかな？」と患者さんは医師に興味津々です。医師の仕事は「スーパー」である必要はなく，当たり前のことに当たり前に対応できることが重要であると考えてきた筆者は，研修医にも「普通に診療できるようになることが肝心」と指導してきました。

　しかし，この「普通に」が難しいのです。診断にせよ治療にせよ，結果がすぐにわかることばかりではなく，むしろ時間が経たないとわからないことばかりです。

　特に精神病院に入院している患者さんの場合，10年を超えるような長期入院の方が圧倒的に多いのが実情です。ですから患者さんの状態を「悪くしないこと」，つまりヒポクラテスの誓いにある「患者に対して害をなしてはならない」ということになりますから，いきなり思い切ったことをすることはできない場合がほとんどです。

第 2 章

解離性障害

【Case】

- 30歳代男性，専門学校生。主訴は声が出ない
- 救急受診時（内科医が診察）：血圧150/102mmHg，心拍数123回/分，体温37.0℃。麻痺あるいは眼球および四肢運動障害（－），病的反射（－）。胸部X線写真および頭部CTにて異常所見を認めず。
- 精神科受診時：血圧150/92mmHg，心拍数108回/分
- 既往歴：29歳にて脂肪肝
- 家族歴：精神科的遺伝歴なし
- 性格：自分一人で抱えこんでしまう，自分の気持ちを話すのは苦手
- 高校卒業後，製造業（5年）および看護助手を経て，現在は専門学校生
- 飲酒・喫煙習慣：機会飲酒のみ，喫煙習慣は否定
- 有機溶剤吸飲・覚醒剤使用歴：否定
- 体重変化：体重93kg→100kgに増加。身長161cm

声が出ない……

　こちらの患者さん，専門学校の生徒会長として忙しく活動していたところ，もうすぐ開始する学生実習の総合リーダーにも選ばれ，前月からはさらに負担の増大を自覚していたといいます。ある朝突然声が出なくなり救急受診，その後，精神科外来を受診となりました。
　表情は穏やかですが，発語はありません。抑うつ気分は肯定しましたが，希死念慮は否定しました。ストレッサー（ストレス要因）についてはあまり触れてほしくない様子でした。
　ICD-10のF44.4解離性運動障害と診断できることを説明し，改善が見込めると伝えたうえで薬物療法を開始しました。

> **F44　解離性障害　Dissociative disorders**
> G1. 障害を特徴づける症状を説明しうるような身体的障害は証明できないこと
> G2. この障害の症状発生時と，ストレスの強い出来事や問題あるいは要求ごととの間に，明らかに時期的な関連性を認めること
>
> **F44.4　解離性運動障害　Dissociative motor disorder**
> 通常は随意的な統制下にある会話を含む運動を実行する能力の完全な欠損または部分的欠損。
> ・失立失行（astasia-ahasia）：介助なしには立てなくなる
> ・心因性失声（aphonia）：声が出なくなる

　もう1例，声が出にくくなった患者さんをご紹介します。
・20歳代女性，会社員。主訴は声があまり出ない
・既往歴は特記すべきことなし，家族歴は精神科的遺伝歴なし
・性格は気が小さい，明るい
・高校卒業後，歯科助手（3年）を経て，現在は会社員
・飲酒・喫煙習慣：機会飲酒のみ，喫煙習慣は以前あったが現在はない

 映画"Fight club"（ファイト・クラブ/1999年米）：ブラッド・ピットら主演。酒場で殴り合っているうちに現実離れしていき，なぜか石鹸から爆弾を製造するテロリスト集団になるという謎の映画ですが，本稿を読んだ方ならわかりますとも。

・有機溶剤吸飲・覚醒剤使用歴：否定
・体重変化：体重53kg，身長155cm。体重の増減は否定

　会社員として勤務していますが，有給休暇の使い方について上司に指導を受けてから主訴が出現したそうです。最初に耳鼻咽喉科を受診し，4週間後に「声帯の動きに異常は認めない」と精神科に紹介となりました。

　表情は穏やかですが，発語は小声です。抑うつ気分は否定，希死念慮も否定しました。症状は仕事先で増悪するとのことです。最初の症例と同じく解離性運動障害と診断し，改善が見込めることを説明したうえで治療を開始しました。

2例とも声が出なくなった症例ですね。そもそもですが，解離性障害って何ですか？

　診察や検査で得られた所見と症状とに大きな解離がある状態です。耳鼻咽喉科医は「咳が出れば声も出る」と明言しますし，内視鏡で声帯に異常はなく，声帯の運動も正常と直接確認できることからも自信たっぷりですが，患者さんは筆談で「声が出ない」と訴えます。

　さらに，「聞こえない」と訴える患者さんも耳鼻咽喉科から紹介されてきます。聴覚検査では「聴覚障害あり」の結果ですが，聴性脳幹反射の検査結果からは「聴こえている」のは明らかとのことですし，耳鏡で鼓膜に異常がないことは明らかです。よっぽど「耳にしたくないこと」を耳にしたのだと思います。

　スリットランプ（眼科検査の一つ）や眼底検査，さらには頭部MRI検査にて有意な所見がないのに，視力検査では「見えない」と訴える方も眼科から紹介されることがあります。よっぽど「目にしたくないもの」を目にしたのだと思います。

　脳の形態や機能に異常を認めず，脳波検査でも所見がない。思考や感

2症例目で耳鼻咽喉科医に伝えた精神科紹介のコツです。①「専門家に相談しましょう」と伝える，②その場で精神科医に電話をかける，③その場で紹介状を手渡す，④「心身両面から治療していきましょう」と締めくくる。

情などは保たれているのに，一部あるいはすべての記憶がない。中枢神経から運動神経さらに筋肉にも異常が認められないのに，==期待される運動機能を発揮できない==。こういう場合も解離性障害に含まれます。人間の心身相関は不思議ですね。

「声が出ない」のに声が出る？

上の2例はともに解離性障害でしたが，こんな症例もあります。
- 60歳代女性，主婦・パート。主訴は声が出ない
- 既往歴：心疾患で通院していたが，通院先が閉院したため中断している。精神科的既往歴は否定
- 家族歴：否定，飲酒・喫煙習慣：否定，有機溶剤吸飲・覚醒剤使用歴：否定

主婦のかたわら，スーパーで惣菜作りのパート勤務をしている女性です。夫が健康診断の結果から専門医での精査を受けることになり，またパート先での対人問題もあり，最近不安が高まっているとのことでした。

診察当日，外来が混雑していたため，車椅子のまま1時間ほど待たせてしまった後で診察室へ案内しました。「どうされましたか？」と尋ねると，「声が出ません」とおっしゃいましたが，普通の声で会話ができ，声量にも問題は感じられませんでした。声が出ることに驚いたのですが，脈拍を診ると，不整が感じられるうえに手もかなり冷たく感じられました。

心疾患の既往歴を尋ねると，病名は不明でしたが数種類の薬を内服していたことが判明し，血圧も170/120mmHgと高値でした。すぐに循環器内科へ紹介したところ，著明な心肥大と不整脈を認め，診断的には==心房細動および慢性心不全==と判明，ただちに治療開始となりました。

結局，心不全に起因する息切れのため声が出にくくなっていたとこ

解離性障害は本書で紹介したほかにも，解離性健忘，解離性昏迷，トランスおよび憑依障害（映画"エクソシスト"参照）などがあり，多重人格性障害も解離性障害に含まれます。

ろ，たまたま車椅子で受診を待つ間に安静が保たれたために，一時的にせよ声が出るようになっていたと考えられました。手が冷たいのも心不全の一症状であり，循環器内科での治療により大変おしゃべりな方だったと判明しました。「思うようにしゃべれなくてつらかっただろう」と考える一方で，「この患者さんにうっかり向精神薬を投与していたら」「命に関わりかねない事態を招くところだった」と，まさに冷や汗ものの経験となりました。

このように，解離性障害が疑われる場合でもまずは**器質的疾患の除外が第一**です（p.117の器質性精神障害も参照）。声が出ない場合は，肺がんなどの悪性腫瘍による反回神経麻痺が原因の鑑別として最も重要であるため，冒頭の症例のように胸部や頭部の画像診断を行います。精神科外来で血圧や体温を測定したり脈拍を診たりすると，「精神科なのになぜ？」といった反応を示されることもまれではありませんが，こうした背景があるのです。

何も覚えていない解離性遁走

解離性障害は声が出にくくなる場合だけではありません。こんな症例もあります。

20歳代女性，販売職の方です。ある夜，交際相手から電話で別れを告げられたらしく，長電話の末に叫びながら裸足で自宅を飛び出してしまいました。電話中のただならぬ気配に様子を伺っていた母と姉が急いで本人の後を追うと，交通量の多い国道に飛び込みそうな勢いだったため，2人で必死に止めて何とか自宅へ連れ帰りました。しかし，何を話しかけてもまったく上の空で，何やらブツブツと言い続けています。母も姉も目を離すわけにもいかず徹夜でそばにつき，翌朝，精神科外来を受診されました。

本人に名前を尋ねても答えてくれないので，母と姉を指して「この方

映画"Primal fear"（真実の行方/1996年米）：多重人格性障害だと思っていたら実は……というまさかの結末。米国では以前，「犯罪は別の人格によるもの」との主張が司法の場で受け入れられて無罪判決が続出するなど，大騒ぎになった時期があったそうです。

たちはどなたですか？」と尋ねると，「昨夜お世話になった方たちです」との答え。母と姉はその場で泣き崩れてしまいましたが，本人は淡々としています。生活史健忘です（健忘についてp.15）。おそらく一時的なもので，時間の経過とともに改善するだろうと見通しを伝えましたが，ご家族は「（交際相手を）訴えてやる！」と怒髪天を衝く勢いでした。

　「必ず嘘みたいに良くなりますから」と重ねて説明し，マイナートランキライザー（抗不安薬）を投与，水分摂取と安静を指示しました。症状は次第に改善し，1カ月ほどで元に戻りました。

　さらにもう一例紹介します。

　30歳代男性，会社員の方です。朝，自宅から妻と一緒に出勤したまま行方不明となりました。共働きの妻と一緒に帰るはずの待ち合わせ場所に姿を現さず，自宅にも戻らないため，妻が勤め先に電話連絡するとその日は無断欠勤だったとのこと。翌日，隣県の駅から電話連絡があり，そのまま外来受診されました。

　失踪中の記憶は一切ありませんが，衣服に目立った汚れはなく，ヒゲが1日分伸びているだけです。血液生化学検査および頭部CTなどに異常所見はありません。おそらく仕事などでの負担があったのでは……と経過観察としましたが，後日同様のエピソードが再びあり，脳波検査も行いましたが，やはり異常所見はありませんでした。奥様は「浮気をしているのではないか？」と疑っておいででしたが，ご本人は否定されました。もし，また同様のことがあったら受診するようお願いしましたが，その後は受診されませんでした。

　これらは2例とも**解離性遁走（フーグ）**とよばれます。ほとんどの場合，どうしてその場所にいるのか，どうやってたどり着いたのか，本人も記憶がありません。かなりの遠方で，時には外国で保護される方もおいでです。クレジットカードやATMの履歴をたどって地域を絞り込み，警察に保護願や捜索願を出して保護されることもありますが，たいていの場合その間の記憶はありません。

つぶやき
帰宅したら夫が若い女性を自宅に連れ込んでコトに及んでいた場面を目撃してしまい，その後「目が見えなくなってしまった」との訴えで妻が眼科を受診したものの，「眼球にも眼底にも異常なし」と精神科に紹介された症例もありました。

> **F44.1　解離性遁走（フーグ）　Dissociative fugue**
> 苦痛を伴う不快な情動経験から逃れるために，意図的に家庭や職場から離れる旅に出て行方不明になり，後で発見されたときにその期間のことを覚えていない。その期間中は食べたりする身辺管理は保たれ，切符を購入したり食事を注文したりすることなどは可能。

　家族は，「なぜ？」「どうして？」「どうやってここまで来たの？」「いままでどこで何をしていたの？」と尋ね続けますが，一向に埒が明かないため，結果的に精神科外来を受診することになります。本人は覚えていないのですから，「しつこく聞かれると死にたくなる」と主訴の記入欄に書かれる始末です。

　筆者は，「ご無事で不幸中の幸いでした。そのうち思い出すかもしれないので，それまで待ちましょう」とご家族にお願いしています。たいてい，仕事での大きなトラブルなどがその背景にあり，思い出したくもないことがあるに違いありませんから，無理に思い出させようとしないほうがいいようです。

　「もう治らないのでは？」と悲観的になられるご家族も少なからずいますが，心配はありません。抗不安薬でも内服しながら，周囲が根掘り葉掘り尋ねるのをやめて温かく見守っていれば，多少時間はかかってもいずれは記憶を取り戻します。何しろ大騒ぎになってしまっていますから，突然「全部思い出した！」とは本人も言い出しにくいはずです。ですから，ゆっくり待ちましょう。

　覚えていないなんて不思議です。でも，もしかしたら，いつか誰でもなるのかもしれませんね。

　あれもダメこれもダメ，とにかく思いつく限りのことを試してみた

映画"散歩する侵略者"（2017年日）：記憶を失って保護されたものの，奥さんから浮気を疑われている会社員が登場します。全生活史健忘かな？ と思って観ていましたが，あっと驚く展開にはびっくり仰天。

が，もう万策尽きて，どうしていいかわからない……。こんなときに「すべてが悪い夢だったら」「何かの間違いであってくれたなら」，あるいは「別の人生をやり直せたら」などと考えることは，決して珍しいことではないでしょうし，むしろよくある反応の一つともいえましょう。

しかし，どんなに恥ずかしくても，どんなに気が進まなくても，死ぬほど行きたくなくても，夏休みや冬休みが終われば，あるいは来週か明日には，やはり学校や職場に行かなければならないのが人生です。考えただけでもうつ病になりそうですね。

ですから，こうした患者さんには「それはそれはつらかったですね。よくぞご無事で帰られました。そしてよく精神科外来へおいでくださいました」と歓迎することにしています。つらい現実へ戻ってこられたのに歓迎するのも少々変ですが……。

運動障害のケースも

障害年金の審査の場などでも解離性障害が取り上げられることがあります。これらは手足の随意的運動が妨げられているケースが多いようです。こうした場合も長期的には著明に改善することが期待されます。筆者はよく，「わかりやすい例をあげるとすれば，この症状は『アルプスの少女ハイジ』に登場するクララの症状です。症状は重症かつ長期に及びましたが，劇的に改善しました」と説明しています。

ドイツの裕福な家で育つ少女クララは，下肢の運動障害のため車椅子での生活を余儀なくされていますが，医師は何らの病的所見を見出せずにいます。そんなクララがアルプス山麓の田舎でハイジたちとの生活のなかで歩行できるようになる感動の物語です。

映画"Black Swan"（ブラック・スワン/2010年米）：第83回アカデミー賞主演女優賞に輝くナタリー・ポートマンとミラ・クニスが演じるバレエダンサー・ストーリーですが，これまた驚きのラスト！

Caseのその後

【1例目 (p.97)】

- 解離性運動障害との診断後，以下の薬物療法を開始しました。
  タンドスピロン錠10mg　1回10mg　1日3回　毎食後
  パロキセチン錠10mg　1回10mg　1日1回　就寝前
  アルプラゾラム錠0.4mg　1回0.4mg　頓用（イライラ時）
- 1週間後：筆談にて「少し楽」とのことでしたが，失語に改善は認めず，嘔気および眠気などの副作用を認めないことを確認したうえでタンドスピロンを60mg/日に増量しました。
- 2週間後：「前回より話せるようになった」が，「強いストレスを与えられた本人の前では依然として話せない」とのことでした。内服継続としました。
- 4週間後：「まったく普通に話せるようになった」とのことで，内服継続としましたが，以後受診はありませんでした。

【2例目 (p.98)】

- 解離性運動障害と診断後，薬物療法を開始しました。
  タンドスピロン錠10mg　1回10mg　1日2回
  ジアゼパム錠2mg　1回2mg　頓用
- 治療開始2週間後の再診時は，服薬により軽度改善の印象でした。会社退職を決意したとのことでしたが，「退職しても急に改善することは難しい」こと，「長期の経過をみる必要があるかもしれない」ことを説明して治療は終結しました。

One More Lecture
精神科患者は暴れやすい？

「精神病患者は暴れる」という考えは医療従事者の間にも少なからずみられますが，これは先入観あるいは偏見です。

精神病院あるいは精神科病棟に勤務経験のある方ならご存知でしょうが，ほとんどの精神病患者は放っておけばベッドから出てきません。多くの精神病院では毎日1回から3回，ラジオ体操を病棟などで行いますが（p.163参照），これはそうでもしないと患者さんがベッドから出てこないからです。

もちろん保護室を使用しなければならないほどの激しい精神症状を呈する方もおいでですが，その数はごくわずかです。かの中井久夫先生が「(精神病ではない)若者を精神病院のスペースに収容したら，たちまち殺し合うだろう」と指摘されていますが，そんな狭い空間におとなしく住んでいる患者さんがほとんどです。

ごく少数ながら暴れる方については，皆さんそれなりに「理由」があります。例えば「組織に命を狙われている」「電磁波で操られている」といった具合に。

ですから，p.6やp.50でも述べたように，「そんなことがあるわけがない」「そんなバカなことがあるか」などと応じると，「やはり組織の一員か」「殺される前に何とかしなければ」となるのが一例です。

このことをよくわかっている精神科関係者は，決して否定はせずに，「そんなことがあるなんて恐ろしい」「大変な思いをされてきたんですね」などと返します。そうすると，少なくとも「敵の一味ではない」ととらえてくれるようになり，さらに詳細を語ってくれることになります。「あなたならわかってくれると思うから打ち明けるけど……」というように。

第 2 章

臓器移植と精神医学

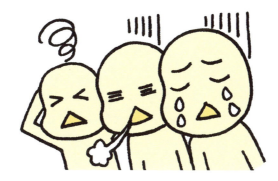

【Case】
- 6歳男児
- 拘束型心筋症
- 再移植→10回以上に及ぶ手術，莫大な医療費（2億円以上），日米両国での募金活動などの心労により，家族に悲観的言動が出現（抑うつ状態）
- 家族の精神的負担の軽減について対応する必要あり

本人を支える家族の苦悩，つらさ

　6歳の男の子の心臓移植のため，患児の兄も含めた親子4人で渡米されたご家族。米国でもまだ携帯電話が普及し始めたばかりの時代，ポケベルを持たされて適合する臓器提供者（ドナー）が現れるのを待つ毎日が始まりました。ロサンゼルスの温暖な気候もあってか，患児はとても元気になり砂場で遊ぶほどでしたが，そんななか，ある日突然ポケベルが鳴りました。ドナーが現れたとの知らせです。

　すぐにカリフォルニア大学ロサンゼルス校（UCLA）Medical Centerで心臓移植手術が行われましたが，1回目は正着せず，心臓血管疾患集中治療室（coronary care unit；CCU）で2人目のドナーを待つことになりました。前胸部を開いたままでの経過に母親は「あのラップみたいなものを外して胸を閉じてください！」と訴えましたが，「彼の胸をいま閉じたら命を失う」「次の心臓を待つ」との返事で，母親はCCUの看護師にすがりついて泣いていました。

　ほどなく2人目のドナーが現れ，2回目の心臓移植が行われました。2回目は見事に正着したのですが，CCUは部屋代が1日3,000ドル，これに薬剤費用，検査費用，レントゲン費用やdoctor fee（医師診察料）などが加わるので，医療費はどんどん膨らんでいきました。さらに10回以上に及ぶ小手術が行われ，退院する頃には当時の為替レートで2億円以上に達していました。

　費用が高額になるとあらかじめ見込んでいた父親は，移植費用の募金活動のため日米を往復していました。しかしタイミングの悪いことに円安傾向となり，日本でかなりの金額を集めても，米ドルに換算するたびにため息が出るようになりました。また，現地の日本人学校に通う兄がいじめにあうなど，明るい材料が乏しい状況となりつつありました。

　当時UCLA Medical Centerに在籍していた筆者は，通訳センターから依頼を受けて父親の通訳をしていました。たび重なる小手術で毎回同意

正着とは，移植した臓器が体内に定着し，正常に機能する状態です。免疫抑制薬の進歩により，臓器移植全般において生着率は年々向上しています。

書にサインを求められ,疲労困憊の父親は「もういちいちサインしなくていいから手術をなさってください」と懇願しましたが,そこはインフォームド・コンセントの本場ともいえる米国です。「そうはいきません,こことここにサインを」とのやりとりが繰り返され,「いつまでこれが続くのか」とかなり悲観的になっていました。

1990年代当時の心臓移植後の最長生存期間は確か10年強でしたが,母親は「世界記録を更新してみせる」と意気込んでいました。その甲斐あってか,20年以上経過する現在も彼は元気とのことです。

さて,筆者はこのときの小児科の担当医から「日本に帰国したらぜひカウンセリングを継続してください」と言われました。しかし,そもそも日本では心臓移植が行われていないからこそ渡米したわけですから,あれこれ調べましたが文献的報告を見つけられません。

心臓移植後の生活上の注意として,免疫抑制薬の内服継続以外にも,生ものは食べてはいけない,水道水は飲んではいけない,犬・猫や鳥などのペットに触れてはいけない,生花に触れてはいけない,弟や妹のオムツ交換をしてはいけないなど,制限の多い生活を強いられます。こうした状況で,6歳児にどのようなカウンセリングをすればよいのでしょうか?

子どもでそういう制限を課せられるのはつらいですね。それでどうしたんですか?

日本に帰国後,当時の出張先のクリニックで臨床心理士と相談し,「箱庭療法」(sand play)をすることにしました。箱庭療法で使用する箱は,縦57×横72×高さ7cmの木箱,内側は海を思わせる青色に塗られています。ここに砂を入れ,玩具などを使い,自由に風景を作ります。水を入れて海のようにする場合もあるそうです。使われる玩具には,さまざまな花や樹木,柵,橋,ビル,ガソリンスタンド,家屋にお城(日本の

費用面で苦労していた父親ですが,ある日病院に呼び出され,「息子さんは奇跡の回復ぶりで当院も鼻が高い。ディスカウントしましょう!」と言われ,あれやこれや相当の医療費が減額されました。日本なら考えられませんね。

城もあれば西洋のものも)，鳥居，仏像や神社仏閣，教会や塔，恐竜や怪獣も含む動物，兵士や侍，ドレスを着た女性などの人形，自転車，オートバイ，ブルドーザーやミキサー車などを含むたくさんのミニカーに，ヘリコプター，ジェット旅客機，船舶，戦車や戦闘機の模型などがあります。こうした玩具がロッカーに所狭しと並べられており，自由に取り出して箱の中に並べていくのです。

箱庭療法は言語による表現が困難とされる児童に対して主に用いられていますが，もちろん成人にも用いられています。

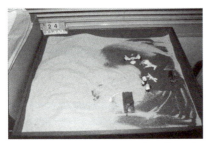
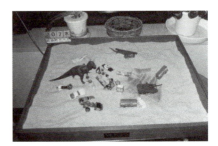

帰国後の6歳男児が作った箱庭

 成人に対する箱庭療法はどんなときに行われるんですか？

箱庭療法は一般的に，**自己の内的感情を言語化するのが困難な場合**に用いられます。つまり小児が対象となりますが，成人でもかたくなに口を開いてくれない方，つまり完全緘黙あるいは場面緘黙の方などの治療の糸口に用いることができる可能性があると考えます。

箱庭療法は最近では高齢者にも用いられる可能性があるようです。例えば身体合併症があるために向精神薬の投与が難しい場合，箱庭療法は治療の一助となるかもしれません。

話を戻して，今回の6歳男児の症例でも砂と玩具などを使用しました

 場面緘黙とは，家などでは普通に話すことができて会話にも支障がないのに，学校や職場といった特定の場所で話せなくなる状態です。完全緘黙とは場面を問わない緘黙です。

が，砂は新品として，施行後よく手を洗うことにしました。幸運にもクリニックと彼の自宅が近かったため，通院の大きな負担もなく継続できました。

　しかし，彼が作る箱庭を見ていた母親は，「なぜ戦いの場面が多いんでしょう」「なぜあんなに殺す場面が多いんでしょう」「何でも埋めてばかりで，動けなくするのはなぜでしょう」と涙ぐむこともしばしばだったようです。

　そもそも男児の場合，戦闘シーンが多いのは正常とのことでしたが，やはり「埋める」「動けなくする」「砂地獄」などの表現は，長期に及ぶCCUでの経験の現れかもしれませんし，小学校低学年児童では表現が難しいといわれる「死の恐怖」が表現されたのかもしれません。

　前述のように制限の多い生活のなかで，自由に砂と玩具を使っての箱庭療法は健全な退行を促し，自然な表現につながったのではないか。そして，母親の不安を表現する場ともなりえたのではないか…と考えています。

心臓移植が叶わなかった女児

　一方で，悲しい症例も経験しました。8歳女児は生後3日目に発見された先天性心奇形に対し，生後9日目の第1回の手術以来すでに4回の手術を受けるなど，入退院を繰り返しながらの経過が続いていました。しかし，心臓移植以外の治療法がないとの結論に至り，渡米しました。

　ところが，渡米から数日で心停止から多臓器不全となり，米国にいた筆者は面識のあった日系ケースワーカーから，「状況は極めて厳しく，今回は通訳としてだけでなく精神科医として危機介入してほしい」との要請を受けました。その背景には，以前にも日本から心臓移植目的で渡米しながら術前に死亡した患児がおり，その両親が病院から姿を消して行方不明となり，死に場所を求めてLittle Tokyo（ロサンゼルスにある

映画"Blood work"（ブラッド・ワーク/2002年米）：クリント・イーストウッド演じる刑事，犯人追跡中に心疾患に倒れ心臓移植を受けますが，偶然ドナーの姉が関わる殺人事件に挑みます。あんなに走って大丈夫かと思うほどの全力疾走が忘れられません。

日本人街）をさまよっているところを警察に保護されたという事例がありました。

患児の状態は改善することなく，ある日の夜，「家族との面談を要するため通訳に来院されたし」との電話連絡があり，医師から「本人をこれ以上苦しめないためにも，近い将来人工心肺を停止させる決断を下す覚悟をしていただきたい。たとえ自分の娘だったとしてもそうします」との説明がなされました。

両親は長いこと悩み考え抜いた末，人工心肺停止に同意しました。人工心肺停止8分後には死亡宣告，10人ほどのICUスタッフたちが泣きながら機材撤去，死後処置および病室掃除を行い，ICUへ戻ってきた両親に「時間は気にせずゆっくり別れを告げて」とロッキングチェアが用意され，患児を抱きながら最期の別れを告げることになりました。事態の急変を聞いて駆けつけた大勢の日本人ボランティアに伴われ，両親は早朝帰宅しました。

日本への帰国当日，空港には内科主治医と担当ケースワーカーが見送りに姿を現しました。両親からの「もっと早く渡米すれば娘は助かったのではないか？」との問いに，「あなた方はできる限りのことをなさった素晴らしいご両親であり，何も後悔することはない」との答えでした。両親は涙ながらも無事に帰国しましたが，その後も長期にわたる不眠に苦しんだといいます。

ご両親への対応をしながら，医学生時代に小児科で「白血病で子を亡くされた両親は高率に離婚する」という有名な論文があると教わったことを思い出しました。実際このケースでも，同志として一致団結して難病と闘いながら，難病に敗れた結果として夫婦がお互いを責める場面も目の当たりにしたことから，家族療法的アプローチの重要性も認識しました。

娘さんが亡くなった後，両親が互いを非難しそうになる状況は度々出現し，「支援者に顔向けできない」「家族の努力が足りなかった」などの自責的言動も認められました。そのためボランティアが常に同行し，滞在先のアパートにも頻繁に出入りするようにしました。

家族療法ってどういうものですか？

今回の症例でいえば，「あのときああしていれば」「あのときこうしていれば」という後悔から，家族同士を責めあう悪循環という家族間の相互作用，つまり作用パターンに対し介入します。医療者は問題解決に向かう方向に働くよう家族関係の再編を促す援助をして，家族の機能による立ち直りを見守るといったイメージです。

臓器移植精神医学の専門家に

これらの経験を，一時帰国して1996年秋に開かれた日本総合病院精神医学会総会で発表したところ，1997年の臓器移植法の施行によって再開が予定されていた脳死臓器移植の準備をしていた大学病院や総合病院に勤務する精神科医たちから多くの質問が寄せられました。

何しろ日本では約30年ぶりの脳死臓器移植ですから，誰にも何のノウハウもありません。そうしたなか，臓器移植に関する学会と精神医学会との間に「精神科医も協力してほしい」「どんな協力を？」「わからない」「わからないことを協力しろと言われても」といったやり取りがあったところでの筆者の発表でしたから，「脳死臓器移植の現場にいた精神科医」として学会の専門委員会へ参加するよう指示され，その後には厚生労働省で開かれた検討会議にも参加することになり，いつのまにか専門家の一人となってしまいました。

その後の学会で脳死臓器移植のシンポジウムを開催中に，会員の精神科医から「人殺しー！　人が死ぬのを待っているんだろー！」との怒号を浴びせられたこともありました。しかし，臓器移植に至らずに亡くなられたお二人（前述の8歳女児とは別に，心臓移植前に亡くなられた20

 国内の移植でも，術前の不安や術後に生じうるさまざまな精神症状，拒絶反応と感染症に脅えながら過ごさざるをえない日常生活，さらに免疫抑制薬の長期服用と，不安に満ちた生活を強いられることに変わりはなく，患者・家族への長期的な精神的ケアが不可欠です。

代女性の例があります）のご遺族がそれぞれ別個に「これまでどなたかが亡くなられるのを待っていましたが，娘の角膜がどなたかのお役に立つのなら……」と申し出られたことに象徴されるように，「人の死を待つ罪悪感」を感じながらもドナーの出現を待つのが現実です。「命のバトン」とたとえられることもある脳死臓器移植に，こうした一面があることは重々承知なのです。

　UCLA Medical CenterのICUやCCUでは「夏だから水の事故でドナーが来ますよ」「（感謝祭やクリスマスの）パーティーシーズンだから交通事故が増えますね」などと医師たちは口にしていました。当時，UCLAでは1年に心臓移植100例，肝臓移植300例が行われていましたから，まさに日常的な手術でした。もちろん，病状が改善すると移植待ちの優先順位が下がり移植臓器からは遠ざかり，一方では病状が増悪すると優先順位が上がり移植臓器に近づくという不条理な状況のなかで，いつとは知れぬドナーの出現を待たねばならないのです。「我慢くらべ」あるいは「時間との競争だから」と話してくれた移植担当医たちの言葉が忘れられません。

移植を待つ患者の重い負担

　大きな経済的負担を克服しながら渡航の準備に追われ，唯一の救命手段としての臓器移植への希望から「とにかく渡航すれば何とかなる」との思いで生命の危険を冒して長時間のフライトに耐えて渡米したのに，短期間で移植断念――。かけがえのない家族の死に直面する悲劇は，成功例の影の部分といえましょう。

　日本では脳死臓器移植の再開から20年以上が経過しましたが，心臓移植待機者の多くは自動徐細動器あるいは補助人工心臓などを使いながらの待機であり，その負担は計り知れません。さらに年少者の提供が少ないことから，小児は依然として海外に渡航して待機せざるをえない状

臓器移植法が施行されてから26年目となる2023年，国内の脳死判定が累計1,000件に達したというニュースがありました。しかし，これは海外と比べるとまだまだ非常に低い数字です。

況が続いています。今後，脳死臓器移植が日本でも一般化したとしても，国内で限られた移植可能な医療機関の存在する大都市圏で待機する場合は，やはり経済的問題をはじめとするさまざまな負担に直面することが容易に想像されます。

日本ではまだ脳死臓器移植が多いとはいえません。なぜですか？

日本で臓器移植が少ない背景には，脳死を人の死として受け入れることへの抵抗感や臓器提供の施設が限定されていること，制度の問題などが考えられますが，もう一つ，ドナーや遺族に対する少なくない誤解や偏見があります。

厚生労働省作業班の活動のなかでは，「お金をたくさん受け取ったんでしょ」「体の中はからっぽで新聞紙が詰められていたんでしょ」「夫ならともかく子の内臓を提供するなんて」などの悪意ともとれる中傷を受けたという話をドナーのご遺族から直接伺い，耳を疑いました。

脳死下で臓器提供すると遺族には厚生労働大臣から「感謝状」が贈られますが，金銭の授受は一切ありません。血を分けた家族の臓器が多くの方の命を救うバトンになってほしいというご遺族の感情を尊重したいと考えます。

映画"Repo Men"（レポゼッション・メン/2010年米）：臓器移植医療が極端に商業化された近未来の世界で，ジュード・ロウとフォレスト・ウィテカーが移植臓器関連専門家として登場するトンデモな物語です。

One More Lecture

カトちゃん療法

　服薬の順守率は以前「コンプライアンス」とよばれていましたが，最近では「アドヒアランス」とよばれています。病識の欠如（p.17）を特徴とする精神科患者さんのアドヒアランスは相当低いことが窺われ，ましてや薬剤師や看護師が薬を管理してくれるわけではない外来ではどのくらいなのだろうと長年疑問に思ってきました。「お薬はもう何年間も飲んでいなかったので，押し入れ一杯あります」という経験がいくらでもあるからです。

　向精神薬のボトルにチップを埋め込み，ボトルを開けた回数を調べたという報告が以前米国でありました。それによれば，何と20％以下。この結果に世界中の精神科医は唖然としました。キャップを開けた割合がこれで，服用した回数ではありませんので，アドヒアランスはさらに低いことが予想されたからです。「われわれ精神科医はいったい何をしているのか？」と精神科医は自問自答することになりました。

　こうした現状もあり，世界中の精神科医は毎日，「よく眠れていますか？　お食事召し上がれていますか？　お薬飲んでいますか？　便秘していませんか？」と，患者さんに"一つ覚え"のように外来や病棟でお尋ねしています。これを同期の精神科医は，「ドリフターズが『8時だョ！全員集合』のラストで，"お風呂入ったか？　歯磨きしてるか？"と呼びかけるのとまったく同じだな。これは**カトちゃん療法**だ」と，その番組を見たことのなかった筆者に昔教えてくれました。"ババンババンバンバン"がその秘訣とか。

　服薬アドヒアランスは質問票方式で調べることもできますが，患者さんは医師側を喜ばせよう，がっかりさせないようにと実際より良い内容を回答されるでしょう。実態を反映できる良い調査方法はないものかと考えています。

第 2 章
10
器質性精神障害

【Case】
- 20歳代男性。1カ月前から頭痛，嘔気，めまい，動悸，息切れ，手の痺れ，食思不振，易疲労感を自覚したため，近医内科，精神科クリニック，さらに3つの耳鼻咽喉科クリニックを受診し投薬を受けたが，一向に改善せず。
- 次いで当院内科を初診し，神経学的診察を受けるも所見なし。画像検査などの精査は希望せず，当院耳鼻咽喉科へ紹介された。
- 次に当院耳鼻咽喉科から当精神科へ紹介。ところが精神科を受診せずに帰宅し，近医の耳鼻咽喉科を再受診するも，「頭痛，呂律が回りにくい」と当院の耳鼻咽喉科へ再度紹介された。
- 耳鼻咽喉科医が診察の結果，「眼振なし」として，ようやく当精神科受診に至った。

うつ病？　希死念慮？

　受診時，患者さんは「ここ1カ月間はゼリーしか食べられないが，それさえも嘔吐してしまう」「つらくて10時間以上横臥しているが，頭痛がひどく1時間おきに起きてしまう」と訴えられました。体重は1カ月間で3kg減少。ヘアメイクアーティストの仕事はストレスが多く，上司たちからは叱られてばかりで昨年末から休んでいるが，その1カ月前には「何のために髪を洗っているのか？」と死にたくなったことがあるとのこと。元来，神経質で頑固な性格とのことでした。

　歩行は支えられてようやく可能な状態で，確かにしゃべりにくそうではあります。1週間前および直前にも内科と耳鼻咽喉科で診察を受けており，カルテからはいかなる神経学的所見も眼振も認められませんでした。21歳と若いですが，嘔気だけでなく嘔吐もあり，体重減少も明らかです。仕事のストレスによる身体表現性障害にしては重症な印象でした。

　「何かあるかもしれない」からと，器質性病変の除外のために頭部CTを施行しました。

　すると，このとき外来で同席していた研修医が「ありました！」と叫びました。そう，==血管芽腫（hemangioblastoma）==が認められたのです。血管芽腫は脳腫瘍の一種で，小脳にできることが多い良性腫瘍です。この小さな腫瘍が産生する水分により水頭症を来していたため，嘔気・嘔吐，頭痛，不眠，歩行障害や構音障害などが出現していたのでした。

　年末に脳腫瘍摘出手術が行われ，松の内には独歩（支えられずに歩いて）退院となりましたが，このような病態に対応するには各診療科の協力体制が不可欠です。また，20歳代と若くても器質的検索が重要であり，==ストレスの関与は器質的病変を否定してから考慮すべきであること==を再認識しました。

　このような，脳への侵襲をもたらす身体的病変などによる精神障害，つまり外因性の精神障害を総称して**器質性精神障害**と呼びます。

この症例，脳外科医からは「放置すれば呼吸抑制に至り，不幸な転帰となっただろう」と言われました。mass effect（腫瘍による周囲の組織の圧迫）があるほどの腫瘍の大きさなのに，受診1週間以内でも小脳失調症状は著明ではありませんでした。

10 器質性精神障害

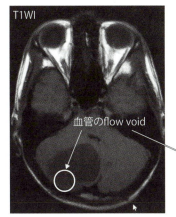
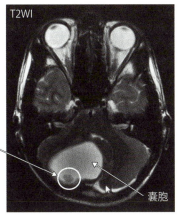

症例の頭部MRI画像（入院時）

精神科を受診したら脳腫瘍だったんですか！　ビックリですね。

　大学病院勤務中，毎月のように脳腫瘍を見つけては，現像したての画像写真を持って脳外科外来へ走っていました。「脳外科外来でも滅多に見つからないのに」「まさか全例でCTを？」と脳外科部長に驚かれたものですが，「精神疾患の発症としては急すぎるので，念のためにCTしたら見つかりました」と答えていました。

　精神障害の多くは，何かきっかけとなることがあって，さらに後から思い出すと<mark>「そういえば，かなり前から何となく妙だった」というような経過が多いもの</mark>です。ですから，「思い当たる契機もなく」「特定の日から」精神症状が出現すると，精神科医は「これはあやしい」と感じるのです。

　今日では電子カルテの普及により画像写真を持ち歩く必要はなくなり，携帯電話で「近くに端末ありますか？」と連絡するだけでCTやMRI，さらに脳波所見も他科の医師たちと共有できるようになりました。

映画"世界から猫が消えたなら"（2016年日）では，若き郵便局員が自転車で帰宅中に突然人事不省に陥り，搬送先の病院で「脳幹部に脳腫瘍があり，万一出血したら生命が危ない」と告知を受けます。過酷ですね。治療の選択肢があるのか心配です。

認知症？　それとも？

　もう一例紹介しましょう。70歳代女性。Y年5月から右下肢の痺れ，さらに左下肢痛も出現したため近医整形外科を受診し，腰部脊柱管狭窄を指摘されて加療したものの，症状が増悪するため翌年3月に当院の整形外科を受診しました。

　四肢筋力低下，右下肢知覚低下を認め，X線撮影施行，MRI予約，リマプロストアルファデクス錠（下肢の痛み・痺れ，歩行能力を改善する薬）の投与開始となりました。しかし，物忘れ，言葉が出にくい場合があることなどを訴えたため，認知症が疑われてただちに当精神科に紹介となりました。

　ゆっくりとではありますが，患者さんは自力歩行にて単独受診されました。発語もやや時間がかかり，ゆっくり話します。独居で，家事はできていると言い，服装に乱れはありません。しかし下肢の症状について問うと，左右を取り違えるかのような言動が多いのが気になりました。胸部X線画像の所見なし，血液生化学検査も特記すべき所見はありませんでした。

　頭部単純CTを施行したところ，「**転移性脳腫瘍**を疑う」との回答があり，脳外科へ紹介しました。「両側大脳半球を中心として20個以上の腫瘍を認めた。転移性脳腫瘍を疑う」との所見で，ただちに入院となりました。外科の結論は「画像上は肺がん，縦隔リンパ節転移，副腎転移，肺内転移を考える。手術適応なし」でした。病期はⅣ期，無治療で生命予後6カ月。治療は全脳照射もしくはガンマナイフ，化学療法は可能とのことでした。

　最初は認知症が疑われた患者さんでしたが，肺がんの多発性脳転移を認めました。認知症ではなかったものの，予後は不良でした。やはり**器質的病変を除外する重要性**を痛感した症例です。

 成人が突然，けいれん発作を起こしたら，精神症状同様に器質性疾患の除外を第一に考えます。映画"Sein letztes Rennen"（陽だまりハウスでマラソンを／2013年独）の主人公は突然けいれん発作を来し，原因は悪性疾患でした。ちなみに，脳転移しやすい悪性疾患は乳がん，肺がん，甲状腺がんなどです。

症状性精神障害

　脳そのものに器質的病変がなくても，全身性疾患に伴いさまざまな精神症状が出現することもあります。これが**症状性精神障害**です。症例を見てみましょう。

・60歳代女性。Z年5月23日から「悪口を言われている」と訴え，家事をしなくなった。夫の話では，「耳も遠くなった」「一人でブツブツ言う」「食欲もないようだ」。血圧127/96mmHg，心拍数79回/分，体温36.3℃。頭部単純CTにて異常所見は認めず。
・飲酒・喫煙習慣：否定
・有機溶剤吸引・覚醒剤使用歴：否定

　被害妄想による発症としては年齢的にかなり遅いうえに，「5月23日」と特定できるのは少々奇妙です。しかし，画像検査からは器質的病変は否定されたため，リスペリドン錠1mg 1回1錠 1日1回を3日分処方し，帰宅前に血液生化学検査を指示して3日後の再診予定としました。

　筆者はその日午後から院外の会議に出席していたところ，会議中に中央検査室から電話がありました。「甲状腺刺激ホルモン（TSH）高値は当院の記録更新です！」

　下のカッコ内が基準値ですが，いずれも基準から外れています。
・TSH：170.82μIU/mL（0.49～4.67）↑↑↑
・Free T_3：0.36pg/mL（1.45～3.48）↓
・Free T_4：0.07pg/mL（0.71～1.85）↓

 精神症状の原因は甲状腺疾患だったんですね。

　そうです。甲状腺ホルモン（Free T_3およびT$_4$）の低下およびTSHの異常高値を認め，甲状腺機能低下症と判明，内科紹介となりました。内科

 甲状腺機能亢進症であるバセドウ病。何となく活発になりそうなイメージですが，うつ病を高率に合併することが知られています。体重減少も必発なので，「意欲が出ず，体重が減少しており，特に頻脈を伴う」場合には初診時に甲状腺機能検査を行います。

での甲状腺ホルモン投与により意欲の低下は次第に改善し，家事ができるようになりました。幻聴は年余にわたり長期に持続しましたが，数年後には消失しました。しかし，聴覚低下は改善せずに経過しています。

患者さんは精神症状を発症したわけですが，甲状腺機能低下症と判明し，内科的治療により精神症状も改善しました。残念ながら聴覚障害は改善しませんでしたが，<mark>もし甲状腺機能検査を行わずに漫然と抗精神病薬を投与していたら，</mark>甲状腺機能低下症に起因する慢性心不全から命に関わるところでした！

 ## 精神症状と関係の深い身体疾患

各種老年認知症のほか，原発性脳腫瘍，脳膿瘍，脳梗塞，硬膜下血腫，ヘルペス脳炎，あるいは珍しい疾患でいうと神経ベーチェット病やサルコイドーシスも，さまざまな精神症状あるいはけいれん発作などを呈します。筆者は，多彩で急性に変化する精神症状に翻弄された神経ベーチェット病の症例，「心が空っぽ」と訴えたものの抗うつ薬投与の手応えがまったく感じられなかったサルコイドーシスの症例など，いずれも経験がありますが，思い出すたびに冷や冷やします。

また，アルコール依存症や悪阻（つわり）による偏食に起因するウェルニッケ脳症やペラグラ（ナイアシン欠乏症）も経験がありますが。これは食事をとらずにアルコールばかり摂取していたり，悪阻がひどくてカップラーメンしか食べていなかった妊婦が激しい精神症状を来したもので，ビタミンB_1を補充しないと生命に関わるものです。こうして思い出すだけでも，「あのとき見落としていたら……」と心底ぞっとします。

この他にもハンチントン病，脊髄小脳変性症，クロイツフェルトヤコブ病（学生実習で経験），エイズ脳症とエイズによる脳結核（いずれも米国で経験），甲状腺機能亢進症，甲状腺機能低下症，クッシング症候群，ステロイド精神病，ウィルソン病および全身性エリテマトーデス……

 日本脳炎も激烈な精神症状を呈するそうですが，これは経験がありません。しかし，ナイル川流域などで発生する「眠り病」（アフリカ睡眠病）の症状は日本脳炎と近いとは教わりました。

と，これらに起因する症状性精神障害を経験してきました。

いずれも精神症状は**多彩かつ変動しやすく，なかなか向精神薬の効果が得られない**うえに，ステロイドを投与されている場合はその症状が**ステロイドに起因している可能性**も考慮せざるをえませんが，ステロイドの減量や中止はできないことが多く，対応には本当に苦慮します。一般病棟では対応が困難になることもしばしばで，精神科病棟での治療が必要となることもあるほどです。

ですから，精神科医は外来で，「**この方は本当に精神疾患なのかな？**」ということを常に考えているのです。「精神科外来でなぜ体温や血圧を測る必要があるのか？」と怪しむ方もおいでですが，バイタルサイン，歩き方やしゃべり方をいつも観察しているのはそのためです。お年寄りとは握手をすることにしていますが，手が冷たいのは**慢性心不全**の症状でもあるからですし，両側の脈を診るようにしているのも**不整脈**を見逃さないためです。何となく怪しければ**大動脈炎症候群**の可能性を考慮して，両側の血圧を自分で測ることもあります。

経験豊富な先輩精神科医からは「若い女性患者以外は努めて触れ」と教わりました。さすが先輩，まさにそのとおりですね。

One More Lecture

いかに薬を飲んでもらうか

「買いたいと思わせるのではなく，買わないと損をする」と感じさせるのがセールスの基本と米国で聞いたことがあります。この経験から，向精神薬の服用を拒否なさる患者さんには「お飲みになりたくないお気持ちはよくわかりますが，お飲みにならないと損をなさるのは私ではなく，あなたです。ですからお勧めしているのです」とか，「1日1回1錠だけお飲みになって，明日か来週でも結構ですから様子を教えてください」などとお願いしています。

この他にも，「こちらの立場も少しは考えてくれ」「騙されたと思って」「このとおり平にお願いする」など，精神科医はそれぞれの殺し文句（？）をもっています。

しかし，なぜ向精神薬をそれほど毛嫌いなさるのか？　精神科医からすると本当に謎です。「自分のことは自分が一番よくわかる」「人工的に作られた精神科の薬は毒」「精神科の薬を飲んでいると認知症になる」などなど。ご自分で治療できるなら医者による投薬などまったく不要ですし，そもそもご自分で診断できるのなら受診の必要さえありません。しかし，こうした考えが病識の欠如（p.17）に由来するからこそ，われわれは手を変え品を変え，薬の投与を試みるわけです。

困ったことに，向精神薬の内服により安定しておいでなのに，「まだ精神科の薬を飲んでるの？　まだ治ってないの？」と周囲に言われたことから内服を中断し入院を余儀なくされたり，ひどいときは自殺に至ることもまれではありません。世間では「薬を飲まなくなったこと」を「治った」と表現するようですが，精神科医は，**向精神薬の内服により社会生活，家庭生活そして個人生活を支障なく送れる状態**であることを「治っている」と考えます。

もっとも，「血圧の薬は始めたら一生飲まないとダメ」とか「糖尿病の薬を飲み続けると癌になる」と聞き，受診が遅れて大変な事態になることもあるそうですから，医療全体に関わる問題なのかもしれません。

第 2 章

11 アルコール依存症

【Case】
- 「困ることは何もありません」と訴える50歳代女性
- 倦怠感により大学病院の内科外来を受診したところ，著明な肝障害を認め緊急入院。肝炎ウイルス検査，超音波検査およびCT検査などを行ったが，有意な所見なし。
- 入院後，トランスアミナーゼや中性脂肪高値などの検査結果は改善しつつあり，その経過から内科主治医はアルコール性肝障害を疑ったが，本人と家族全員が飲酒歴の存在を否定したため，困り果てた内科主治医から精神科へ依頼となった。
- 既往歴，家族歴，飲酒歴，喫煙歴，有機溶剤吸引・覚醒剤使用歴はすべて否定
- 生活歴：北日本で出生，同胞なし。高校卒業後，地方都市で代々続く自営業を営む男性と見合い結婚。自営業を手伝うかたわら，一男一女をもうけた。夫と2人で自営業を続けている。

まさか飲酒なんてするわけがない

　表情は明るく，発語も明瞭，礼儀正しい方です．患者さんが夫と2人で営む自営業は時代の波とともに縮小傾向にあるそうですが，それなりの需要はあって継続しており，業界団体の役員も務めるなど，普段は多忙な生活を送っているそうです．関東地方に嫁いだ長女が出産するため手伝いに来たところ，「いつものような元気がない」と長女に指摘されて大学病院を受診したとのことでした．

　飲酒歴について尋ねたところ，
本人「生まれてこのかた，アルコールを飲んだことはありません」
夫「仕事がらみの会合でも親族の冠婚葬祭でも，アルコールを口にする姿は見たことがありません」
長男「母が飲酒する姿は見たことがありません」
長女「会合で乾杯の挨拶をするときでもグラスに口をつけるふりをするだけで，飲んだ姿は見たことがありません」
とのことでしたから，そのまま「本人はもちろん，家族全員が飲酒を否定しておいでです」と内科主治医に伝えました．数週間の入院加療で肝障害はすっかり改善し，めでたく退院となりました．

　しかし，退院後の内科外来での採血の結果，再びトランスアミナーゼが高値を示し，1カ月ほどで2度目の入院となりました．同伴の家族が事務手続きのため1階で書類記入などをしている間に，病棟のあるフロアへ患者さん一人で上がってこられました．明るい性格の方で，前回の入院からまだ記憶の新しい内科病棟の看護師たちも温かく出迎えました．大部屋が満室でしたので，ボストンバッグを持って個室への再入院となりました．

　個室へ案内した看護師が血圧計や体温計などを取りに行き，ナースステーションから再び個室へ戻ってみると……．患者さんは窓のそばに立ったまま，焼酎の4合ビンをラッパ飲みしていました！　驚いた看護

 映画"Days of wine and roses"（酒とバラの日々/1962年米）：ヘンリー・マンシーニの音楽で有名です．観た後はバーで"Chocolate Alexander"を頼んでみたくなること請け合いですが，温室でのボトル探しシーンは鬼気迫ります．この映画には後述するAAも登場します．

師が立ち尽くしていると，ちょうどご家族も部屋に入ってこられ，一同これまたびっくり仰天！　言葉を失ってしまいました。

　なんと，ボストンバッグには焼酎の4合ビンが3本も入っていました。ご家族も長年気づいていなかったのですが，立派な（？）**キッチンドランカー**だったのです。病室で飲酒したため大学病院は即刻退院となり，筆者が非常勤医師として勤務していた精神科病院へ入院となり，そのまま主治医として治療にあたることになりました。

ずっとバレなかったことが驚きですね！　どうしてそうなってしまったんでしょうか？

　臨床心理士との面接を重ねるうちに，患者さんは，地元名士の本家に嫁いだプレッシャー，自営業継続の困難さ，そして業界団体役員の負担などに耐えきれずに，かなり以前から台所でこっそり飲酒を続けていたことを語ってくれました。順調に回復してほどなく退院され，退院後は自宅近くの精神科医療機関へ紹介しましたが，その後もしばらく「飲まずに元気です」というお便りが病院に届いていました。

飲酒量を真に受けてはいけない

　血液生化学検査のデータを見れば，飲酒しているか否かはおよそわかります。
医師「前回より肝機能のデータが悪くなってますね。間違えてお酒飲んでませんか？」
患者「飲んでないよ」
医師「ビールも飲んでませんね？」
患者「ビールはお酒に入らないでしょ」

「酒とバラの日々」などの映画をアルコール依存症病棟の患者さんに見せたことがあります。酒の恐ろしさをわかってほしかったのですが，「あんなにうまそうに飲まれると，また飲みたくなる」との反応だったため以後上映会は中止しました。

漫才でも落語でもありませんし，これくらいは驚くにはあたりません。飲酒量について精神科医は，患者さんの**自己申告量の少なくとも2倍**を実際の飲酒量と想定します。また，種類も詳しく尋ねないとアルコール濃度の低いものしか教えてくれません。

医師「普段は何をお飲みになりますか？」
患者「まあ，ビールだな」
医師「ビールをどれくらい飲まれますか？」
患者「まあ，3本だな」
医師「350ccですか？　500ccですか？　1,000ccですか？」
患者「まあ，500だな」
医師「1,000ccの缶ビールを飲むことはありませんか？」
患者「たまにあるよ」
医師「ビール以外は飲まれませんか？」
患者「飲むこともあるよ」
医師「焼酎ですか？」
患者「焼酎も飲むよ」
医師「日本酒を飲むことはありますか？」
患者「あるよ」
医師「ワインはどうですか？」
患者「たまにね」
医師「ウイスキーは？」
患者「ウイスキーも飲むことがあるよ」

　さらに「日中から飲むことはありますか？」「朝から飲むことはありますか？」「記憶を失ったことはありますか？」「二日酔いで会社に遅刻したり休んだりしたことはありますか？」あるいは「人生で最初にお酒を飲んだのは何歳のときでしたか？」など，お聞きすることがたくさんありますが，いずれも量は半分以下しか教えてくれませんし，種類も上のようにすべて尋ねないと教えてくれません。

かつて「アルコール依存症の患者さんは嘘をつきますね」と，お酒が大好きな指導医の先生に話したところ，「人間が嘘つきなのではない。酒が嘘をつかせるのだ。間違えてはいけない」と，強い指導を受けたことがあります。

11 アルコール依存症

晩酌はアルコール依存症の始まりか

　アルコール依存症の専門医によると,「一度でも飲酒して記憶を失ったことがあるのなら,（命に関わるから）もう一生飲酒しないほうがいい」とのことです。この言葉には心底ビビりますね。また,「午前中から飲むのもアルコール依存症の証し」という意見もあります。皆さん気をつけましょう。

　第二次世界大戦まで,自宅での晩酌は「金持ちの証し」だったそうです。戦後しばらくも晩酌どころではなかったようですが,経済復興から高度成長期に移行して国民総生産が増加し,冷蔵庫の普及,輸送網の回復や発達も手伝い,一般家庭でも晩酌が広まるようになるにつれアルコール消費量も増加したそうです。

　そして,さまざまな酒害が報告されるようになりました。晩酌は==習慣飲酒の形成==と考えられるため,「晩酌はアルコール依存症の始まり」と考えることもできるという意見もあります。

> 酒は百薬の長ともいいますが,アルコール依存症は命を縮めるんでしょうか？

　筆者が米国に留学する前に,「このままお酒を飲み続けると命に関わると思います」と数名の患者さんに伝えたところ,「死んでもいいから酒はやめないよ」と答えた方たちは,2年後に帰国してみると全員亡くなられていました。自宅で突然亡くなっていたり,屋外で亡くなっているのが発見されていました。寒い地方では飲酒して凍死することもありますが,自宅まで戻りながら玄関で凍死された方もおいでです。

　酔っぱらいは==小脳失調症状==から路上で転倒したり階段から転落したりすることもしばしばですが,頭部を打っていても本人は「打ってない」

> 小脳失調症状とは,呂律が回らない,ふらついて歩きにくいなど,複数の筋肉をバランスよく協調させて動かせなくなる症状をいいます。

と否定することが多々あります。そのまま帰宅させると脳出血などで急変する可能性があるので，帰宅させずに一泊入院させるのが基本ですが，酔っていると強情なので手を焼くことがあります。

　アルコールによる脳萎縮は，早期なら断酒と適切な栄養補給により回復することが知られていますが，ある時点を超えると不可逆となり，<mark>アルコール性認知症</mark>となって不幸な転帰をたどることになります。

　また，アルコール依存症の方は飲酒するだけで食事をとらないため低栄養であることが多く，ビタミンB_1欠乏に起因する<mark>ウェルニッケ脳症</mark>に陥ることもあります。これは歩行困難や認知症状，精神錯乱および眼振が特徴的とされています。精神科外来では，飲酒歴を隠されたり聞き逃したりしてこの疾患の診断に至らないと重大な結果を招く可能性があります。

アルコール依存から抜け出すのは難しい

　アルコール依存症の患者さんは，内科病棟に入院しても，元気を取り戻すと外出して飲酒してしまうことが多いので，精神科の閉鎖病棟に入院することが以前はしばしばありました。そこでもやはり元気を取り戻すと，「おれは精神病ではない」「ここに入院しているような精神病患者とは違う」と，妙に強がる患者さんも少なからずいました。でも「酒を口にしないではいられない」ので，何回も入退院を繰り返す方がほとんどでした。

　あるとき，「もう何十年も入院して断酒しているから大丈夫。墓参りに行くから外出させてくれ」と患者さんが懇願なさるので，<mark>抗酒薬</mark>（ジスルフィラムまたはシアナミド）を処方し，「この薬を飲んでから酒を飲むと一瞬でもの凄い二日酔い状態になって倒れますよ」と説明したところ，「絶対に大丈夫，男の約束だ。二言はない！」と固く約束してくれたので久々の院外外出を許可したことがあります。その方は病院前の

「これで最後に」「約束して」と，何とか断酒させようと周囲は死に物狂いで対応しますが，本人は「誕生日だから」「命日だから」「満月だから」と何でも理由をつけては飲んで裏切り続け，最後には見放されることもしばしばです。

バス停でバスが来るのを待つ間に，自動販売機でカップ酒を買ってその場で飲み卒倒し，バスが来る前に救急車で病院に戻ってこられました。ああ，男の約束！

 抗酒薬が出てきました。いまは新しい薬も出ているようですが，実際効くんですか？

　この方のように，いわば「一気にひどい二日酔い状態にする」という効果をもつ断酒薬は，「お仕置き」でした。生命的な危険にもつながりかねないので入院中に一度は「お仕置き」効果を経験させるのが必要とされるほどでした。
　しかし，最近登場したアカンプロサートという新たな薬剤は「飲酒欲求を抑える」「断酒維持の補助」が目的であり，「心理社会的治療と併用すること」「断酒の意思がある患者にのみ使用すること」とあります。つまり，本当に飲酒をやめたい患者さんへのチーム医療の補助としての薬なのです。
　さらに，最新の治療薬であるナルメフェンに至っては，添付文書に「アルコール依存症の治療目的は，原則，断酒の達成とその継続である」と明示したうえで，「断酒ではなく飲酒量低減を治療目標とすることが適切と判断された患者に対して本剤を投与すること」「服薬遵守および飲酒量の低減を目的とした心理社会的治療と併用すること」とあります。もちろん「飲酒量低減治療の意思のある患者にのみ使用すること」とあり，しかも用法は1回10mgを飲酒の1〜2時間前に経口投与（1日1回まで）です。つまり，これから飲酒しよう，しかし飲酒量を減らそうというときに内服するのです。「お仕置き」とは大違いですが，常に持ち歩く必要がありますね。

 映画"Darkest Hour"（ウィンストン・チャーチル：ヒトラーから世界を救った男/2017年英）：英国の首相として第二次世界大戦を勝利に導いたチャーチルですが，朝からハイボール，昼食と夕食はシャンペンと完全にアルコール依存症でした。

アルコール依存症と「幻視」

　ある日の夕方，そろそろ帰ろうかなと思っていると，「お寿司屋さんが寿司を握ってます！」と病棟看護師から電話がありました。「お寿司屋さんが寿司を握るのになぜそんなに驚くのか？」と戸惑いましたが，ここは精神病院です。病棟に駆けつけてみると，前日入院された寿司屋の店主の方が保護室のベッドで「飯を炊け！」「お客さんがお待ちだ！」と指図しながら，手つきも鮮やかに魚を切ったり握ったりする仕草をしていました。

　"お客さん"は「幻視」(visual hallucination) であり，調理の仕草をするのは「職業せん妄」(occupational delirium) です。こうした症状は夕方から夜間に出やすく，断酒後1週間ほどで消失することがほとんどです。

　このお寿司屋さんは「お客さんに酒を勧められると断れない」とおっしゃるので，退院時には「生命に危険が及ぶので飲酒させないでください」と明記した診断書を作成し，店内に掲示するようにお願いしました。

 ## アルコールの魔力はこれほどに強い

　昔，先輩の精神科医から聞いたエピソードがあります。「ある日，アルコール依存症病棟の患者さんたちが突然泥酔状態となり大騒ぎを始めたことがあった。閉鎖病棟なのにどうしたことかと原因を探したが，院外から酒を持ち込んだのではなかった。食事に出されたブドウを大勢で集め，バケツに入れて足で踏んで発酵させ自家製ブドウ酒を作り，それを飲んで酔っ払ったと判明したのだ。だからこの病院ではブドウが出されなくなった」と言うのです。私は「そんな，まさか？」と，担がれたのではないか？ と思ってもいました。

 幻視はアルコール依存症，違法薬物の摂取，認知症などに特徴的な症状です。小さな動物や虫が見えたり，天井のパネルの模様が人の顔に見えたりする症状も，アルコール依存症や認知症でみられる症状です。

しかし，その後に思わぬ事例を実際に経験します。日本の国際空港の到着ロビーで錯乱した男性がいました。彼は飲酒を禁じられている外国でのダム建設にエンジニアとして従事していたのですが，どうしても飲みたくなった何人かの日本人が一計を案じ，白米を炊いて「どぶろく」を作っていたというのです。「よく見つかりませんでしたね」と言うと，「"高圧電流を取り扱うのでこの先は危険・立ち入り禁止"としていた場所で醸造していた」とのことでした。

現場での仕事を終え，その国の首都を経由しての帰国でしたが，首都滞在中は飲酒できなかったので帰国時に離脱症状が出現したのでした。アルコールの魔力を実感させられるエピソードでした。

これほどまでの魔力をもつアルコールですから，内科医の先生がよくおっしゃる「節酒」はなかなか難しいことが多く，ほとんどの精神科医は「断酒」しかないと考えていますが，最近では「節酒の持続が断酒である」という見解も広がりつつあるようです。

根気が必要ですね。患者さんも一人では立ち直るのが難しい気がします。

AAという会をご存知でしょうか。**Alcoholics Anonymous**（アルコホリークス・アノニマス，匿名アルコール依存症者の会）という世界的な活動で，日本全国にもグループがあります。一方，**断酒会**は日本独自の組織で，各地の保健所にある酒害相談所などで紹介してくれます。いずれも飲酒問題に悩む人の自助活動であり，アルコール依存症の治療には，精神科医療機関での入院あるいは外来通院治療だけでなく，こうした集団的治療が欠かせません。

また，**アルコール使用障害同定テスト**（alcohol use disorders identification test；AUDIT）とよばれるものがあります。世界保健機関（WHO）がアルコール問題を早期に発見する目的で作成したスクリーニングテストで

米国では「断酒の約束を3回破ればアウト」と治療を打ち切ることにされていましたが，「一人の断酒に成功できれば周囲にいる十人は救える」と信じる日本の精神科医たちは，何度約束を破られてもあきらめず治療を続けています。

す。これは診断基準ではありませんが、患者さん自ら記入できるものですので、本書を読んでご自身のことが気になり出した方は一度試されてもよいかもしれません。

依存症はアルコール以外にもギャンブル、薬物、ニコチンなどさまざまなものが知られており、ギャンブラーズ・アノニマス（ギャンブル依存症）、ダルク（薬物依存症）などの自助グループもあります。

アルコール使用障害同定テスト（AUDIT）

- 質問1：あなたはアルコール含有飲料（お酒）をどのくらいの頻度で飲みますか？
- 質問2：飲酒するときには通常どのくらいの量を飲みますか？
- 質問3：1度に6ドリンク以上飲酒することがどのくらいの頻度でありますか？
- 質問4：過去1年間に、飲み始めると止められなかったことが、どのくらいの頻度でありましたか？
- 質問5：過去1年間に、普通だと行えることを飲酒していたためにできなかったことが、どのくらいの頻度でありましたか？
- 質問6：過去1年間に、深酒の後、体調を整えるために、朝迎え酒をしなければならなかったことが、どのくらいの頻度でありましたか？
- 質問7：過去1年間に、飲酒後、罪悪感や自責の念にかられたことが、どのくらいの頻度でありましたか？
- 質問8：過去1年間に、飲酒のため前夜の出来事を思い出せなかったことが、どのくらいの頻度でありましたか？
- 質問9：あなたの飲酒のために、あなた自身か他の誰かがけがをしたことがありますか？
- 質問10：肉親や親戚、友人、医師、あるいは他の健康管理にたずさわる人が、あなたの飲酒について心配したり、飲酒量を減らすように勧めたりしたことがありますか？

各項目0〜4点を付け、その合計点で評価する。0〜7点：問題飲酒ではないと思われる。8〜14点：問題飲酒ではあるが、アルコール依存症までは至っていない。15〜40点：アルコール依存症が疑われる。

〔厚生労働省健康・生活衛生局：標準的な健診・保健指導プログラム 令和6年度版【別添2】保健指導におけるアルコール使用障害スクリーニング（AUDIT）とその評価結果に基づく減酒支援（ブリーフインターベンション）の手引き．pp1-3, 2024より改変〕

筆者は毎週1回、禁煙外来を開いています。精神科医の禁煙外来は非常に珍しいですが、精神病患者の喫煙率は高く、禁煙成功率も低いことが報告されているので、「依存症」という面からの禁煙アプローチに精神科医が関わる余地は大きいと感じています。

第 2 章

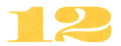
摂食障害

【Case】
- 30歳代女性。毎晩自分で料理をしては食べ，そして吐いてしまうのがやめられない。
- 中学時代からあるスポーツで活躍し，高校時代は都道府県大会やインターハイ，国体などにも出場する主力選手だったが，その頃から食べたり吐いたりがあった。
- スポーツ推薦で大学に進学したが，全国から強豪選手が集まるなかで主力選手になることは難しく，また練習中の外傷もあり，やむなく中途退学。
- その後は自宅で自営業を手伝っていたが，20歳頃から毎晩料理をしては一人で食べ，それを吐く毎日。
- 23歳頃には身長160cmに対し，体重が以前の60kgから28kgに激減したため，大学病院の精神科を受診してしばらく通院したが，何となく自己中断していた。

摂食障害は命に関わる

　摂食障害は，患者さんが診察室に入ってきた瞬間に診断がつくことがほとんどですが，本人やご家族には，まずは「精神科によく来てくれました」と出迎えます。なにしろ本人もご家族もあまり深刻味がないことが多く，「精神科受診を勧められたけれど決して精神病ではなく，思春期のほんの一時的なもの。大きな問題ではない」と考えておいでの方がほとんどだからです。

　ですから私が「命に関わる可能性があります」と申し上げると，皆さん一様に「大げさな！」と驚かれます。「命に関わるという診察結果を身近な人に伝えたら，『命に関わるなんて何とデリカシーのない医者だ！もうその医者にはかかるな』と言われた」という方もおいででした。

　患者さんのほとんどは若い女性で，やせすぎで無月経になっている方ばかりですので，まず「若い女性が妊娠以外で無月経になるのは異常事態です」と申し上げてから，「場合によっては命に関わることも」と続けています（少数ながら男性の患者さんもおいでですが，それでも命に関わる事態であることに変わりはありません）。

　私が"命に関わる"と申し上げるのは，摂食障害の場合，**死亡率が10％前後**と，他の精神疾患に比べてかなり高いからです。以前調べたときの文献によれば，摂食障害患者の三大死因は突然死，食道がんなどの悪性腫瘍，そして自殺でした。突然死は電解質異常や心臓に問題が起こるほどの飢餓・低栄養が，食道がんは後述する自己誘発性嘔吐により食道が繰り返し胃酸に曝露することが原因ではないかと思われます。

 摂食障害の患者さんって実際どれくらいやせているんですか？

　例えば，初診時の体温測定では体温計を腋窩に挟もうとすると，隙間

 映画"La Grande Bouffe"（最後の晩餐/1973年仏伊）：4人の男性がひたすら食べ続けて命を落としますが，もう無茶苦茶です。主演のマルチェロ・マストロヤンニ，確か機長役のはずでしたが，片眼帯をしていました。謎ですね。

から落下してしまうので注意します．血圧測定も，小児用血圧計を借りてくる必要があるほど上腕がやせている場合があります．転倒による骨折も怖いので，車椅子を用意しようとして断られることも多々ありますが，血圧が低いときは車椅子をお勧めしています．

さらに，道でつまずいただけで大腿骨を骨折したり，運転中に低血糖から失神して事故を起こしてしまったり，調理中に意識を消失して火事を起こしそうになったりとさまざまなアクシデントが出現するので，本人だけでなく周囲へも危険が及ぶ可能性があります．診療ガイドラインでは，やせの程度に応じた活動制限の目安が設けられています．

やせの程度による身体状況と活動制限の目安

%標準体重	身体状況	活動制限
55未満	内科的合併症の頻度が高い	入院による栄養療法の絶対適応
55～65	最低限の日常生活にも支障がある	入院による栄養療法が適切
65～70	軽労作の日常生活にも支障がある	自宅療養が望ましい
70～75	軽労作の日常生活は可能	制限つき就学就労の許可
75以上	通常の日常生活は可能	就学就労の許可

〔厚生労働省難治性疾患克服研究事業「中枢性摂食異常症に関する調査研究班」：神経性食欲不振症のためのプライマリケアのためのガイドライン．2007より〕

過食症の「過食」は常識をはるかに超える

摂食障害は大きく拒食症と過食症に分けられます．以前は別のものとの考えもあったそうですが，現在では**両者を行き来するような性質のもの**と考えられています．ICD-10の診断基準にもあるように，患者さんは過食し，その後に自己誘発性嘔吐や下剤・利尿薬の乱用によって体重増加を防ごうとします．

過食は，「過食気味で……」と訴える一般の方の想像をはるかに超える大量の食べ物をもの凄い勢いで平らげます．何しろ「1日1万円は食べます」という勢いですから，エンゲル係数はかなり高いと思います．

上で触れた診療ガイドラインには緊急入院の指針も載っています。①全身衰弱（起立，階段昇降が困難），②重篤な合併症（低血糖昏睡，感染症，腎不全，不整脈，心不全，電解質異常），③標準体重の55%以下のやせ．

時には食べ物を万引きすることもあります。大きなバッグを持参して，コンビニの棚から弁当5個，食パン5斤，大量のスナック菓子などをガサガサと入れていくのですからすぐに見つかってしまいます。とにかく食べ物への執着が強いため，職業やアルバイト先にも食べ物関係を選びます。栄養士，調理師，飲食業での調理やホール担当，試食販売などです。

　そして，「こんなにやせていて働けるのか？」「この栄養状態で動けるのか？」という医療者側の不安をよそに，長時間働き続けます。これは診断基準に「過度の運動」とあることにも通じています。米国ではサーフボードを持って炎天下を20km歩き続ける女性もいました。夜間も歩き続ける場合などは性的犯罪に巻き込まれる可能性もあり，さらに危険が高まります。また，性的逸脱もしばしば認められます。

 ## 特になりやすいのはどういう人？

　摂食障害の根底には不安や人格的脆弱さなど多くの要素が関与しているといわれていますが，現在のところ明確な原因は不明です。米国の教科書ではうつ病や強迫性障害との併存が多いことが指摘されています。

　直接の契機としては，体重が増加すると不利になるスポーツでコーチなどから「体重を増やすな」「もっと体重を減らせ」と言われること，あるいはセックスのパートナーから「デブ」などと言われることが多いようです。言う側は軽口のつもりで発した言葉でも命に関わる状態にまでなってしまうのですから，恐ろしい限りですね。

　特に摂食障害になりやすいのは，圧倒的にスポーツ選手やファッションモデル，あるいはバレリーナなど，体重が増加すると不利になったりパフォーマンスが落ちたりする可能性がある職種です。スポーツでは相撲以外はほとんどでしょうか。代表的なのはフィギュアスケート，水泳，マラソン，体操や新体操といったところです。以前，有名なスケー

ある患者さんは入院治療中の体重測定で，缶ジュースなど重い物を密かに身につけて体重計に乗っていました。このように体重増加を装う場合があるとは内科病棟スタッフは知らなかったので，数日間騙されていました。

ターやマラソン選手がカミングアウトしたり，万引き騒ぎを起こしたりして話題になりました。

　本来なら体重だけではなく，筋肉と体脂肪とのバランスのうえで身長・体重を考えるべきところを，彼らは体重だけに拘泥してしまうのでしょう。ですから，いくら周囲が「身長を考慮すればこれ以上減量の必要はない。もう十分だ」と説明しても，自分のなかでの**ボディイメージ**が障害されているため，「まだ重すぎる」「まだ美しくない」と考えてしまうのです。若者への悪影響を懸念して，「痩せすぎモデルは採用しない」という動きも世界各国で報じられています。

摂食障害の人は吐きダコがあるっていうイメージがあります。

　自己誘発性嘔吐，つまり自ら意図して吐こうとする場合，指先で咽頭を刺激することが多く，その結果として利き腕の人差し指と中指の第3関節（指の付け根部分）に「吐きダコ」とよばれる跡がつきます。診察時には手の甲と手のひらを見て，吐きダコ，そしてリストカットの跡を確認しますが，「吐くときは手を使わないので吐きダコはありません」と教えてくださる患者さんもいます。手を使わない場合はペン，箸，スプーンなどを用いるようです。

　さらに大変なのはトイレです。ほとんどの場合は嘔吐物をトイレに流しますが，トイレは嘔吐物用にはできていないらしく，以前は浄化槽が対応しきれなくなり壊れてしまうといわれていました。

　また，pH1という**強酸性の胃液を含む嘔吐物**ですから，歯のエナメル質も溶かしてしまうため，自己誘発性嘔吐を繰り返していると歯は大きなダメージを受け，**多くの歯を失う**ことになります。同時に食道粘膜も傷害されますから，逆流性食道炎はもちろん，食道がんにまで至るようです。

低栄養状態が続いているため血管もボロボロになっており，末梢血管での点滴は持続困難なので中心静脈栄養を選択することになるのですが，これもあまりに低栄養だと止血困難となったり，カテーテルが中心静脈を突き破り気胸を引き起こしたりして，まさに生命に関わる事態になりかねません。

決定的な治療法がない

　摂食障害は原因不明，特効薬はもちろん，決め手となる治療法も確立されていません。1980年代には患者さんの衣類を取り上げ，「食べたら1枚ずつ衣服を渡す」という行動療法が行われていたそうですが，さすがに「医療者が行うべきことではあるまい」ということで行われなくなったそうです。

　生命に関わるのに治療の決め手がないわけですから，世界中の医療者はさまざまな治療法を考えては試していますが，いまだに試行錯誤の状態が続いています。成長期に体重が減少したり月経が停止したりするのは異常事態ですが，まずは生命の危険を回避し，そして月経の回復を目標にと個人的には考えながら，その方のライフスタイルにあわせて長い目で見て治療に取り組むことにしています。そして，「時間はかかりますが，あきらめずに取り組みましょう」とお話ししています。

 なかなかすぐには元に戻らないんですね。

　精神科受診にまで至る場合，患者さんにはそれ以前にかなり長期の病歴があることが多いので，初診時からあまり欲張らずに，「**治るにはここまでに至った時間と同じくらいの時間がかかるでしょう**から，気長に拝見します。あなたもあきらめないでください」とお話することにしています。

　前述したとおり，治療についてはなかなか決め手となるものがないのが事実です。「召し上がったものをすべて記録してください」と日記を勧めることもあります。自身の食行動を記録することから，硬直した見方や考え方が少しずつでも改善すれば……という認知行動療法的アプローチです。

 映画"Girl, Interrupted"（17歳のカルテ/1999年米）は，少女デイジーとジャネットが摂食障害。冒頭でウーピー・ゴールドバーグ演じる看護師が，体操をしているジャネットに「食べたら衣類をあげる」と語りかけるシーンがあります。

ある患者さんの記録内容をみると，酢の物，野菜スープ，鳥肉などが登場するのですが，酢の物はキュウリとワカメだけ，野菜スープもさまざまな野菜が入っているものの油脂類はまったく入っていません。鶏肉も決まってササミか胸肉しか召し上がりません。その代わりといってはなんですが，便秘薬だけは食べるほどの量を内服されていました。

絶食状態から急に栄養をとるのはダメ！

　拒食症患者のように想像を絶する状況下では，体内の内分泌系や代謝環境が非常に障害されますが，生命に関わるほど重度の低栄養状態や飢餓状態を急いで回復させようとすると，循環不全，急増するインスリン分泌による電解質異常，ビタミンB_1欠乏や低リン血症などにより，意識障害，けいれん，筋力低下，不整脈，心不全，呼吸不全といった重篤な状態に陥ってしまいます。

　これは**リフィーディング（Refeeding）症候群**といわれるもので，これを防ぐには電解質や微量元素，さらには心電図により心不全の有無などをモニタリングしながら，慎重に，かつ少しずつ栄養状態を改善していくしかないようです。しかし，この過程でも患者さんは栄養を体内に入れることにさまざまな抵抗を示すのでなかなか大変です。

　リフィーディング症候群は，第二次世界大戦末期に旧ソ連軍がナチスの強制収容所を解放した際，長期の飢餓状態を経験していた多くの収容者からの鬼気迫る"食べ物の要求"に恐れをなした旧ソ連軍が，食料倉庫を開放して制限なく食べられるように放置したところ，押し寄せた収容者たちは長期間の飢餓状態からいきなり一気に過食となり，それまでの過酷な環境を生き延びたというのに心不全や神経症状を呈し，かなりの人数が短期間で命を落としてしまったことで広く知られるようになりました。

ナチスの収容者と同じようなことが，旧日本軍による米国人捕虜にも起こったとの記録があります。さらに豊臣秀吉の逸話も知られています。これは兵糧攻めにより長期の絶食後に起こったリフィーディング症候群の話です。

Caseのその後

　患者さんはX年Y月末，気分不快を訴えて救急受診し，著明なアルカローシスを認めたため内科病棟に入院となり，2日後に精神科依頼となりました。表情は一見明るいものの，顔色は不良。歯はほとんど**義歯**ですが，発語は明瞭。礼儀正しい方でした。一方で疲れやすく，すぐにぐったりとしてしまう状態で，付き添いの両親はとても心配そうでした。

- 大量の胃液嘔吐に起因すると考えられる代謝性アルカローシスは点滴補液により急速に改善し，約1週間で退院しました。その後は本人の希望により精神科外来に通院することになりました。
- 退院後も毎晩の調理，過食，そして**自己誘発性嘔吐**は持続しており，加えて深夜の長時間に及ぶ散歩を繰り返していました。夜間の散歩中には途中でコンビニに立ち寄るのが常でしたが，一度だけ代金を支払うことなく食品を持ち去り，いったん帰宅した後に再び店に行き「先ほどは支払いを忘れました」と謝り代金を支払ったということがありました。
- こうして低体重のまま経過していましたが，X＋1年Z月，「動けない」と訴えて車椅子で救急搬送され，尿素窒素91mg/dL，クレアチニン6.69mg/dLと高度腎機能障害を認めたため内科病棟に再入院。入院後，腎機能障害は急速に改善しました。
- 相変わらず極端な低体重のままでしたが，数日後には「こんなにおデブになっちゃって」と院内を終日歩行し続ける状態でした。「もう人生の半分この状態を続けていますから，治るわけありませんよね」と力なく笑うばかりでしたが，「専門機関での治療を」というご両親からの強い希望もあり，大学病院へ紹介転院となりました。

第 2 章

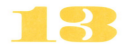 認知症

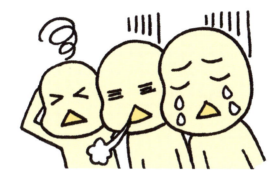

【Case】
- 「部屋に悪人や子どもたちが入ってきた」と訴える80歳代女性
- 蜂窩織炎で他院入院中に，「部屋にやくざが入ってきた」「部屋に子どもが4人やってきて，そのうちの1人がベッドに入ってきた」などと言い出して興奮したため退院させられ，そのまま当院精神科外来の初診となった。
- 同伴した家族によれば「最近，鍋を焦がしたことがあった」とのこと。
- 既往歴：高血圧，関節リウマチ
- 頭部CT検査にてびまん性脳萎縮を認めた。また，血液生化学検査にて軽度貧血を認めたが，甲状腺機能，ビタミンB_1，B_{12}，葉酸値は正常範囲内。
- 以上よりレビー小体型認知症の発症を疑い，ドネペジル（アリセプト®）錠3mgの投与を開始。1週間後，副作用がないことを確認したうえで5mgに増量。5週間後，幻視は消失した。

老年期認知症のタイプ

　老化などが原因で大脳がつかさどる認知機能が低下してしまう病気が認知症です。認知症にはいくつかのタイプがあり，アルツハイマー型認知症，血管性認知症，レビー小体型認知症が知られています。これに前頭側頭型認知症を加えて四大認知症ということもあります。

　以前の日本では欧米諸国と異なり血管性認知症が最も多く，アルツハイマー型認知症はそれに次ぐ多さといわれていましたが，日本でも最も多いことが判明し，現在では世界中で最も多い認知症とされています。アルツハイマー型認知症の進行抑制効果が期待できる薬剤として，日本にはドネペジル，メマンチン，ガランタミン，リバスチグミンの4種類があります。メマンチンは他の3剤との併用が可能です。また，リバスチグミンは皮膚に貼付する薬剤です。さらに後述するように，2023年に久しぶりの新薬が承認されています。

　血管性認知症は，高血圧，糖尿病，脂質異常症などの生活習慣病の管理が向上したこともあり，原因疾患の第1位ではなくなりましたが，脳血管の障害部位により記憶障害，自発性低下，意欲低下あるいは無関心など多彩な精神症状を示します。原因としては脳梗塞が多く，脳出血によるものが続きます。血圧や血糖，脂質の日常的管理など，生活習慣病の管理が重要です。

　レビー小体型認知症は欧米ではアルツハイマー型認知症に次いで第2位とされています。近年では上の2つにこれを加えて三大認知症とよばれています。パーキンソン病と関連があり，また少量でも抗精神病薬の副作用が出やすいなど治療が難しく，治療法も含めて精力的に研究が進められています。

　レビー小体型認知症は「赤い帽子をかぶった女の子」や「かわいいお地蔵さん」といった生き生きとした幻視が特徴的な症状ですが，こうした幻視は「話しかけたり手を伸ばしたりすると消える」ともいわれてい

 「レビー」とは，この病気の特徴である特殊なタンパク質「レビー小体」を発見したドイツの神経学者Lewyの名にちなんでいます。レビー小体型認知症は1995年に命名された新しい疾患です。

ます。冒頭の患者が見たのもこの幻視です。上述した4剤のうち，ドネペジルだけが進行抑制の適応をもちます。

前頭側頭型認知症（前頭側頭葉変性症）は，以前はピック病とよばれ，1996年に現在の病名が提唱されましたが，いまなお議論の多い疾患です。「わが道を行く」ことが特徴とされていて，抑制の欠如からなのか，万引きや高速道路逆走などの**行動障害**により問題化し，後にこの疾患であったと判明することが少なくありません。有効な治療法は残念ながらまだなく，適応をもつ薬剤もありません。

認知症というと，本人に加えて周りの方も苦労するイメージがありますね。

認知症は症状が重くなるにつれ日常生活にさまざまな支障が生じますが，近年では認知症の高齢者が交通事故を起こすケースが社会問題となっています。例えばアルツハイマー型認知症では，行き先を忘れての迷子，駐車場の枠入れに失敗しての接触事故や駐車トラブルなどが多いようです。使い慣れた自宅駐車場での接触事故を契機に，発症が疑われることも少なくありません。また，レビー小体型認知症では幻視や錯視（そこにある物を別の物と見間違える）がありますから，特に夕方からの運転は危険だと感じます。

いまは高齢者でも使いやすい各種向精神薬（抗精神病薬を含む）が増え，また往診や訪問看護，通所施設，デイサービス，ショートステイ，グループホーム，老人保健施設や特別養護老人ホームなどさまざまな援助や支援のシステムが登場しています。

しかし，患者さんの激烈な症状を目の当たりにして疲弊しきったご家族に休養を勧めることもあります。とにかく無理心中の防止が第一ですから。外来では「必ず，心中する前に受診してください。このことを忘れないでください」とお願いしています。

4つのタイプのなかでは前頭側頭型認知症が最も交通事故を起こす確率が高いようです。やはり衝動性や脱抑制などの行動障害が関連しているからでしょう。一方通行や高速道路での逆走もみられます。

久しぶりの新薬登場だが

　認知症治療薬の開発は世界中で進められており，私もこれまで多数の治験に参加してきました。「治験の進行により製薬会社の株価が大きく変わる」などといった話も耳にしましたが，「日本でのデータは良いが海外でのキーオープン（盲検化解除）で失敗」やら，「副作用だけが用量依存的に増加」やら，「重篤な副作用」やらと，さまざまな理由でことごとく失敗に終わっています。最近でも，治験に参加中の先生たちから何度となく「今度こそ行けそう」と耳にしても結局は20連敗以上であり，新薬登場には至っていませんでした。

　しかし2023年，久しぶりに新薬が登場しました。「アルツハイマー病による軽度認知障害および軽度の認知症の進行抑制」の効能をもったレカネマブです。これも従来の治療薬同様，疾患を治癒させる薬ではありませんが，薬価が非常に高いこともあって話題になりました。

　レカネマブはもちろん期待の新薬ですが，さまざまな制限があります。まず，投与の条件としてアミロイドPET検査や脳脊髄液検査などによりアルツハイマー型認知症と診断されることが必要ですが，アミロイドPETのある施設は非常に少なく（執筆時点で東京都57，神奈川県23，埼玉県10，千葉県8），税込275,000円と高額です。

　また，脳脊髄液の採取には腰椎穿刺を行いますが，海老のように背を丸める姿勢で腰椎間に針を刺されることになるので高齢者は苦労するうえに合併症の可能性もあります。投与中に脳浮腫などの副作用が出現した場合は入院加療が必要となりますから，それに対応可能なベッドを常に用意しておく必要もあります。

　また，レカネマブは点滴投与ですから，2週間間隔で外来通院する必要があり，これまでの内服薬や貼付剤とは異なります。

　さらに2024年には，レカネマブと同様の適応をもつ新薬ドナネマブも承認される見込みです。

 レカネマブにかかる費用は患者さんの体重によって違ってきますが，50kgで年間300万円弱です。ただし，高額療養費制度が適用されれば自己負担は数万円〜十数万円になります。

認知症の診断はどのように行われるんですか？ 画像検査は必須なんでしょうか？

　冒頭の症例のように一連の検査を行います．後で紹介する症例にもあるように，治療可能な認知症，すなわち**treatable dementia**を見逃さないことが第一だからです．例えば，甲状腺機能低下に伴うものならば甲状腺ホルモンの投与により，ビタミン欠乏症ならビタミン補充により，そして正常圧水頭症なら脳外科手術により認知症が改善することが期待できるからです．

　これまでの人生で身につけてきたことができなくなるのが認知症ですから，問診としては日常生活のお話を伺うことになります．つまり，社会生活，家庭生活そして個人生活でどのように支障があるのかを伺います．公共交通機関の乗り換えや乗り継ぎに問題はないのか，仕事や家事の様子，日常生活のことなどです．

　しかし，もし「認知症」だとしても，その診断がついたから別の人間になるわけでも別世界に行ってしまうわけでもありません．お一人ではできないことが次第に増えてはいきますが，それでも**できることがまだまだ残されている**ということをご本人とご家族には強調しています．

 ## これは認知症？

　ここで一例紹介しましょう．
症例：92歳女性．既往歴は高血圧，老年期認知症です．夫の法要を済ませたX年7月頃から，夕刻になるとタンスの引き出しを全部引き出して何かを探したり，古新聞の間に現金を挟んだりするなどの行動が出現しました．そうした行動を家族がとがめると，目も虚ろながら興奮して「何もしてないわよ！」と否定するようになり，精神科外来の初診に至

 映画"恍惚の人"（1973年日）：妻の死を契機に重度の認知症が明らかになった84歳の主人公．悲しい映画なのに何度も大笑いします．ダイヤル式の黒電話，和文タイプ，雀荘，全学連など，昭和の懐かしい風景のオンパレードです．

りました。

　服用薬を確認したところ，通院中の他院循環器科よりオルメサルタン，アロプリノール，ファモチジン，ブロチゾラムが処方されていました。さらに，別の整形外科よりアレンドロン酸，メロキシカム，ノイロトロピン®，ウラリット®が処方されていました。これらの情報から**薬剤性せん妄**を疑い，せん妄の原因になりやすいファモチジンおよびブロチゾラムを中止したところ，中止後数日で問題行動は消失しました。その後もせん妄は出現せずに経過し，消化器症状や不眠などの症状の再燃・増悪などは認めませんでした。

　高齢者の場合，薬剤の副作用によりADL低下などの軽視できない状態を招いている可能性があります。つまり，せん妄や嚥下困難など日常生活に大きな支障を来す病態が**薬剤起因性である可能性**も考える必要があるということですね。

何でもかんでも認知症や精神疾患だと決めつけると怖いですね。

　長年投与されていた薬剤の中止によってせん妄や過度の眠気が改善し，ADLやQOL，予後の著明な改善につながる高齢者は少なからずおいでになると思います。なお，この症例では薬剤中止による症状の再燃はありませんでした。万一，症状が再燃しても，そのときは少量から投与を開始して，**増量は慎重に検討**すべきでしょう。

　こうした理由不明の薬の継続投与には注意が必要であることを痛感し，私が勤務する病院では患者さんが入院する際の持参薬チェック時点での発見とその対応体制の確保に取り組んでいます。入院予定患者のうち，65歳以上で向精神薬服用中の患者さんを薬剤師がピックアップし，精神科医（つまり筆者）が電子カルテから持参薬や血液検査の結果などを確認したうえで，転倒・転落，せん妄などに関する注意を電子カルテ

高齢者は，造血機能や代謝機能の低下などにより薬剤の副作用が出現しやすいとされています。しかしながら，投与理由が不明なまま長年投与されている薬剤が見直される機会は少ないのが実情です。

に掲示して看護スタッフなどに知らせるようにしています。

　ほかにも注意すべきケースはたくさんあります。
症例：両側変形性股関節症にて当院整形外科に通院中の70歳代女性。2週間ほど前に転倒して以来，「部屋の中に大きな男性や妊婦が寝ている」という幻覚を訴えるようになったとのことで，整形外科からの紹介にて精神科外来を受診されました。
　受診時の体温は37.9℃，心拍数は120回/分の頻脈でした。頭部CT検査ではびまん性脳萎縮および虚血性変化が認められ，胸部X線検査では心肥大なし，肺野に異常陰影なし。甲状腺機能の検査結果を見ると，甲状腺刺激ホルモン（TSH）0.01μU/mL，FT_3 25.57pg/mL，FT_4 7.77ng/dL，TSH受容体抗体（TRAb）20.5U/Lでした。
　以上より，==甲状腺機能亢進症による精神症状==と診断し，内科外来にて甲状腺疾患治療薬の開始となりました。甲状腺機能が正常化するとともに幻視も消失しました。
症例：以前からアルツハイマー型認知症で精神科外来通院中の80歳代女性。ドネペジルとメマンチンにて安定して経過中でした。いつも徒歩で通院されていましたが，酷暑の続く数日前から急速に認知症の症状が増悪したため，このときは心配したご家族に連れられての受診でした。
　頭部CT検査では前回の所見と変化ありませんでした。ところが血液生化学検査にて，Na 174mEq/L，Cl 139mEq/Lと重症の電解質異常を認め，中央検査室から「パニック値です！」と緊急連絡が入りました。Na 174 mEq/Lは各科医師が揃って驚くほどの高ナトリウム血症です。
　ご家族の話によれば，夫がエアコン嫌いなため冷房を入れていなかったそうです。連日の酷暑から自室が高温となり，==極度の脱水状態==となって意識障害を来したものと判明しました。内科病棟に入院となり，点滴治療による電解質補正が行われ，2週間ほどで独歩退院に至りました。

　このように，さまざまな疾患や状態によって認知症様の症状が出現し

映画"明日の記憶"（2006年日）：いまや世界的名優の渡辺謙演じる50歳の広告マン。打ち合わせへの遅刻が初発症状となり，次第に社会生活に支障が生じてきます。映画にはドネペジルとともにイチョウ葉エキスのサプリメントが登場します。

たり，認知症の症状が大きく変化したりします。生命にも関わりかねない可能性も十分ありますから，私も常に鑑別すべき疾患を念頭に診察しています。甲状腺機能一つをとっても，機能が亢進しても低下しても大きく病状を左右します。人間の健康がいかに微妙なバランスの上に成り立っているかを心底実感させられます。

高齢の方とのお付き合いの仕方

　患者さんは「朝食は何を召し上がりました？」には正しく答えられなくても，過去の記憶となると，認知症がかなり進行しても保たれています。

　「女学校時代に庭球部で活躍し，神宮での大会でも見事に入賞。見合い結婚した夫の転勤で旧満州へ渡り，あちらでは溥傑（ふけつ）とテニス仲間だった」という女性患者さんのお話に，思わず「満州皇帝，溥儀（ふぎ）の弟さんですね！」と返したところ，「まあ，よくご存知で！」「映画『ラストエンペラー』で観ました。次の診察でぜひ続きを聞かせてください」。すると「次に病院に行ったら先生に満州の話の続きを教えてあげなくちゃ」とメモを書き始めた方がおいででした。ご家族は毎日毎日同じ話ばかり聞かされており，もうウンザリの様子でしたが，「うちのお婆ちゃん，何だか生き生きしてきて，『今度の受診はいつ？』と言い出す始末です」と，なぜかご家族も嬉しそうです。

　また，「高等商船学校を卒業して，すぐ海軍へ入隊。しかし乗る船がないので，本土決戦に備えて陸戦の訓練をさせられましたが，何しろ鉄砲はないし，船乗りですから陸戦なんてとてもできたもんじゃない。結局，穴を掘ったり芋を育てたりして終わりました。学校の先輩も同級生もほとんどが海で戦死しましたが……」と話してくれた男性もおいででした。食事の内容を質問すると，いつも「おいしいやつ」としか答えてくれませんでしたが，戦後に訪問した国々の話題は嬉しそうに話してく

認知症は進行性であり，治ることはありません。それでも私は，一瞬でも過去を思い出せて，ご本人も周囲の方も喜ぶことができればいいなぁと思いながら診療をしています。

ださいました。

次第にこうしたお話を伺う機会がなくなりつつあり，寂しい限りです。

冒頭の患者さんもそうでしたが，認知症ではいろんな症状が現れますよね。これを中核症状とかBPSDとよぶそうですね。

認知症には，記憶障害，見当識障害（いつ，どこ，誰がわからない），実行機能障害（物事を順序立てて行えない）などの**中核症状**と，幻覚妄想，徘徊，暴言などの**行動・心理症状**（behavioral and psychological symptoms of dementia；BPSD）があります。

BPSDのなかでも**物盗られ妄想**は老年期の被害妄想としてよくみられるもので，「預金通帳を盗られた」「財布を盗られた」などと訴えます。一緒に探すと見つかることも多いのですが，あまりに頻繁だと疑われる側も疲れ果ててしまいます。妄想には抗精神病薬の少量投与で改善することが期待できます。

不眠や昼夜取り違えについては睡眠薬を使うことも可能ですが，朝十分な日光を浴び，適度に運動するなどの睡眠衛生（p.90）を保つことがよいでしょう。「午後7時就寝，早朝3時に目が覚めて困る」などと訴える方もおいでですが，「もう少し起きていてください」と就寝時刻を遅らせる対応で改善が期待できます。「毎朝3時に起きては雨戸を開けて困る」と家族が困っている場合は，就寝前の薬の服用を少し遅らせると解決することもあります。

食べたことを忘れる，これも対応に困る症状です。大食しては下痢を繰り返し，家族が疲弊することになります。カロリーのない，あるいは低カロリーの間食を用意したり，お茶など別のもので気をそらしたりするなどの対応があります。

徘徊は迷子になることもあり，季節や場所によっては生命の危険に直結します。連絡先がわかるものを身につけておきたいところですが，外

病棟に勤務しているとよくわかりますが，スタッフが交代する夕方から夜間にかけて認知症の精神症状が急激に悪化する傾向があります。これは夕方（夕暮れ）症候群とよばれ，日中穏やかに過ごしていた方が夕方から不安や焦燥が非常に高まり徘徊を始めたりします。

からわかると悪質な訪問販売などの標的になりかねないので，上着の内側などに付けるなどの配慮も必要です。

　この他にも，失禁，不潔行為（自分の便を手で触る），食行動異常（異物を食べる），火の不始末，性的行為（体を触ったり卑猥な言葉を投げかける）など，症状の進行に応じてさまざまな症状が現れます。困っているご家族がいれば，疲れ果てて絶望される前に医療者や支援者にご相談なさることを強くお勧めします。

One More Lecture

健康な人が向精神薬を飲むと……

　「自分が扱う薬は自分でも服用してみる」ことを信条としていたMRさん（製薬企業の医薬情報担当者）。統合失調症治療薬のゾテピン発売時に，周囲が止めたのに服用を強行しました。その結果，最少量の錠剤だったにもかかわらず，入院加療を余儀なくされました。

　ご著書を読むと，有名な精神科医の先生方がマイナートランキライザーを服用されていることがわかりますが，やはりメジャートランキライザーは違いますね。ある若い患者さんの父親から「こんなに強い薬を息子には飲ませられない」と言われたことがあります。聞くと息子さんに処方された抗精神病薬を服用してみたところ，「動けなくなった」とのことでした。当の息子さんは「眠れるようになったし，頭もすっきりした」とケロリとなさっておいででした。

　父親にはドパミン仮説をできるだけわかりやすく説明し，抗精神病薬の内服の必要性をご説明しましたが，なかなかすっきりとは納得してくれませんでした。いまでも，どう説明したらよかったのかと時折思い出します。

　ちなみに，本書でもときどき「マイナー」「メジャー」という言葉が出てきます。マイナーは**抗不安薬**，メジャーは**抗精神病薬**を指しています。トランキライザーとは精神安定薬のことです。

第 2 章

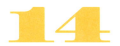
知的障害

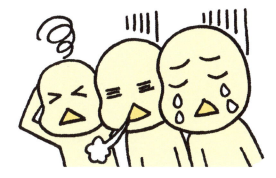

【Case】
- 10歳代男性
- 幼少時より始語(話し始めること)および始歩(歩き始めること)ともに遅れがあり,健診で発達の遅れが指摘された。
- その後,歩行は可能となったが,発語はないまま成長し,重度知的障害と診断された。

自傷行為に頭を悩ませる

　だいぶ以前，筆者が非常勤で勤務していた障害者施設で出会った若い男性です。彼は言語によるコミュニケーションができず，何か意に沿わないことがあると頭を壁に打ちつけることで表現していました。そのため頭部が「こぶ」でボコボコの状態となってしまうので，それを防ぐため，てんかん発作はないのに，てんかん発作に起因する転倒からの頭部保護用ヘッドギアを付けていました。

　しかし，ヘッドギアの緩衝材のない部分を机などの尖った部分に打ちつけるため，やはり頭部のあちこちにこぶができている状態でした。障害者施設には指導員が24時間勤務しており，常に指導下にありましたが，それでもこうした自傷行為が絶えませんでした。

　頭部のCTを見ると，頭蓋骨の外側は皮下腫瘤，つまりこぶだらけです。これは見過ごせないと考え，施設の健康管理室のスタッフと相談のうえ薬物療法を開始しようとしたところ，指導員の先生方に取り囲まれて，「われわれのこれまでの指導をないがしろにするつもりですか？」「この子を薬漬けにするつもりですか？」と問い詰められる羽目に陥りました。「いえいえ，皆さんのご指導をないがしろにするなどという野望はこれっぽっちも持ち合わせておりません。ただ，この子のぼこぼこの頭を少しでも何とかしてあげたいのです」と平身低頭して投薬を開始しました。

　どのような薬を選択すべきか，必死で文献にあたり，炭酸リチウムを選択しました。もちろんその前に，「この炭酸リチウムに何を期待して投与するのか？」「気分調整薬である炭酸リチウムには衝動行為を軽減させる効果があるとの文献的報告に基づきます」などのやりとりがありました。非常勤でしたから，毎回出勤前には「どうなっているやら……」と不安でいっぱいでしたが，自傷行為は次第に軽減し，副作用も出現することなく，最終的にはヘッドギアを外すことができました。

映画"39窃盗団"（2012年日）：重度知的障害の兄と軽度知的障害を合併する発達障害の弟が窃盗行脚に出ます。「以前馬鹿にされたから役所には行かない」と行政サービスを拒む場面がありますが，現実でも同様の話はしばしば耳にします。

このような知的障害の方の自傷行為には原因があるんですか？

　理由を語ってくれないので「不明」としかいいようがありませんが，当時あたった文献には「頭を打ちつける」ほかに「頭部や顔面を自分で叩く」あるいは「大腿部を自分で叩く」などの症状記載もありました。さらに，自分の口唇を自分で噛むという記載もありました。いずれも自傷行為への対応について論じたもので，その理由についての検討はなかったと記憶しています。

　現在も世界各国で指導法あるいは投薬内容などさまざまな試みがなされていますが，結局のところ，何らかの不満や不快なことが存在することを周囲に伝えるための自傷行為だと考えます。

知的障害の分類と判定

　以前は「精神発達遅滞」ともよばれていましたが，現在では「知的障害（知的能力障害）」という呼称に統一されており，世界保健機関（WHO）によるICD-10では，F70：軽度（IQ 50〜69），F71：中等度（IQ 35〜49），F72：重度（IQ 20〜34）およびF73：最重度（IQ 20未満）と分類されています。

　知的障害のある方は，20歳になると国民年金の障害基礎年金の受給申請が可能となります。かかりつけ医がいる場合は，かかりつけ医に障害年金診断書を作成してもらいますが，かかりつけ医がいない場合には困ることが多々あるようです。筆者の勤務先では，公的機関で知能検査を行い知的障害と判定できる場合は，かかりつけでなくても診断書を作成しています。どうやら，なかなか作成してくれる医療機関がないらしく，高等養護学校の卒業生父兄の情報網から当精神科に受診なさる方が

映画"La Strada"（道/1954年伊）：主題曲の悲しい旋律が忘れられず，ラストシーンは涙にくれること請け合い。名匠フェデリコ・フェリーニ監督による五つ星の名作です。主役の軽度知的障害女性を演じるのは，監督夫人でもあるジュリエッタ・マシーナです。

少なくありません。

　医学部教育では，小児科学の講義で「知的障害の大多数は先天性かつ原因不明，治療法がないものがほとんどである。一見，健常にみえる誰もがいくつかはもつ不利な点を，知的障害の患者さんは運悪く一人でたくさん引き受けてしまった。そのおかげで多くの人が一見，健康に生活を送れていることを忘れてはならないし，その方たちを大切にしなければならない」と教わったことを覚えています。

　20世紀にはナチスにより，ユダヤ人，ロシア人，共産主義者や無政府主義者などの思想犯などに加え，同性愛者，難病患者，身体障害者，さらに多くの知的障害者が強制収容所や絶滅収容所で虐殺されました。これには医師や薬剤師など多くの医療関係者も関与していたことがわかっています。1940年に心身障害者を殺害する目的で立案されたT4作戦とよばれるナチスの政策によって，結局8万〜10万人もの方々が犠牲となったとされています。

障害をもつ子の親の苦労

　筆者が米国留学中，「手をつなぐ親の会」（Japanese Speaking Parents Association of Children with Challenges；JSPACC）の皆さんと知り合う機会がありました。日本語を話す，障害をもつ子どもたちの親が，勉強会や情報交換をとおして知識を高め，障害者が抱えるさまざまな問題に積極的に取り組んでいく力を培うための会です。以前ならハンディキャップへの懸念から海外赴任をためらう方も少なからずおられましたが，ネットの普及によって渡航前に外国の福祉事情などを詳しく調べることが可能であり，福祉の手厚い自治体を探して一家で海外赴任することも日常的になりつつあります。なかには，「日本に戻ったらこれほど手厚いサービスは受けられない」と，父親の海外勤務の終了後も一緒に帰国せず，母子で米国に住み続けることを選択した方もいらっしゃいま

日本でも2016年7月に，重度の障害をもつ方19名が犠牲となる事件が発生し，いまだ優生思想がなくなってはいないことを実感して戦慄しました。

した。

　親御さんのなかで,「あなたのお子さんは生涯にわたり人の手を借りなければ生きていけないだろう」と子どもの主治医から告知を受け, ==うつ病や不安緊張状態になられて精神科を受診される方==は少なくありません。そうした方にとっては,「成長して思春期になればさらに問題が増えるのではないか」「周囲の人たちや近所の人たちから迫害されたり迷惑がられたりする状況になりはしないか」といった心配が絶えず, ハンディキャップをもつ子の親御さんの支援は難しいと感じます。子どもの臓器移植を待つ親御さんの支援（p.112）と重なるところがあります。

自閉症患者は"レインマン"ではない

　「レインマン」という映画をご存知でしょうか（1988年米）。アカデミー賞最優秀作品賞, 監督賞, 主演男優賞, さらにオリジナル脚本賞と, 主要4部門に輝いた名作です。トム・クルーズ演じる高級外車のディーラーは事業がうまくいかず, そこに絶縁状態だった父の訃報を聞き遺産目当てに帰省します。しかし遺産の相続先は, これまで会ったこともない自閉症の兄であることを知り, 兄を病院から連れ出そうとします。

　兄を演じるダスティン・ホフマンは役作りのために1年間施設に通ったとも報じられただけあって, 視線, 表情, 語調, 歩行, さまざまな常同行為（意味がないようにも思われる同じ動きの繰り返し）は演技とは思えないほどです。ある講習会でも, 自閉症を専門とされる大学教授が「この1枚のスライドに成人自閉症のすべての特徴が正確に示されています」と説明に用いたのが, この映画の主人公レイモンドの姿でした。

　しかし, 分厚い本でも一見しただけで覚えてしまう桁外れの記憶力をもつレイモンドの姿から, 自閉症患者があたかも超能力者であるかのような誤解をされることもあったようで, 自閉症に関する学会で「われわれの子どもたちはレインマンではない！」と書いた横断幕を掲げる「自

 映画"Mercury Rising"（マーキュリー・ライジング/1998年米）：9歳男児の, 他人と視線を合わせない, 無表情, 単調で平板な語調, 極めて限定されたコミュニケーション, 反復行動や儀式的行為, さらに道順やパズルへの没頭ぶりが描かれます。

閉症児をもつ親の会」があると，JSPACCの方から聞きました。

最近では自閉スペクトラム症という言葉をよく聞きます。自閉症と知的障害は違うんですか？

　従来，自閉症はアスペルガー症候群，小児期崩壊性障害などとあわせて広汎性発達障害とよばれていましたが，現在のDSM-5ではこれらが**自閉スペクトラム症（ASD）**に統合されました。スペクトラムとは"連続体"という意味で，自閉症やアスペルガー症候群には知能の発達などに違いがみられるものの，**「社会的コミュニケーションの障害」**と**「強いこだわり」**という大きな特徴は同じであるため，別々ではなく連続した障害のなかでとらえられるようになりました。

　多くの場合，「極めて重度な」知的発達の遅れを伴う典型的な自閉症に対して，知的な発達の遅れがみられない，あるいは軽度な自閉症を高機能自閉症またはアスペルガー症候群とよびます。

　最近では，軽度知的障害をもつ方でもコンビニで一般就労している方がおられます。「苦手な計算はすべてレジの機械がしてくれます。お金を入れればお釣りも計算して出てきますから」とのことで，技術革新の素晴らしさを実感します。こうした一般就労がさらに一般的なものになれば，自活の可能性も飛躍的に高まることでしょう。

1996年まで48年間続いた旧優生保護法のもとでは，知的障害や精神障害を理由に不妊手術を強制された人が数多くいましたが，最高裁判所は2024年7月，同法が憲法違反であり国に対して被害者への賠償を命じる判決を出しました。

第 3 章

精神科医の
知られざる日常

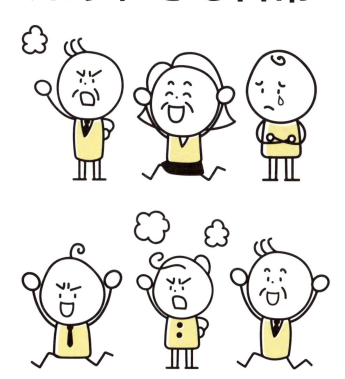

精神科医は医者じゃない？

　大抵において精神科医は独りぼっちです。診察室ではほとんどの場合，何でも一人で決めなければなりません。ですから，いつも「何か大きな間違いを起こしてはいまいか？」という不安でいっぱいです。
　ある後輩精神科医，「ジャーナリストになりたくて文系学部に合格したが，どうしても医者を継げと親に迫られて医学部へ進路を変更。めでたく医師国家試験にも合格したので，一番ジャーナリストに近いと思われる精神科医を選んだ」ところ，ご両親から大反対を受けました。「医者になれというからなったのに！」と反発したら，「精神科医は医者じゃない」と言われたそうです。涙。
　もちろん精神病院や大学病院の精神科医局にはたくさんの精神科医がいますが，それでもやっぱり多くのことは一人で決めなければなりません。

 ## 総合病院の精神科医

　一時期，総合病院の精神科医は毎年25％減少する**絶滅危惧種**ともいわれていました。従来，精神科を置いていることが臨床研修指定病院の要件だったのが，2004年から始まった新しい臨床研修制度ではこの要件がなくなり，研修医の精神科研修は協力病院で行うことも可能となったからです。
　もっとも，以前から「精神科があるために，精神科医のいない夜間に妙な訴えをし続ける患者が来てわれわれが手を焼く」などと他科医師から責められていましたし，「儲からない」「不審者かと思ったら精神科医だった」などさまざまな理由によって精神科外来の閉鎖が相次ぎました。
　さて，こうして嫌われ者であった精神科を閉鎖した病院では，「妙な訴えをする患者が来院したが，いったい全体その患者が精神疾患かどう

 本書に何度も登場した中井久夫先生は，精神科医は「傭兵部隊」のようなもので，外部からの支援を期待できない環境で自分のもてる資材と能力とだけで生き抜く存在である，というようなことを書いておいでです。

か見当もつかず困り果てた」「障害年金診断書を書いてほしいといわれて，精神科のカルテを出してもらったが判読も理解もできないので弱った」などと伝え聞きました。精神科医でも役に立てる場面が皆無ではないのかもしれません。

　ある後輩精神科医は，総合病院の精神科外来のコンセプトを「デパートの前にある甘栗屋」と言いました。つまり「デパートでの買い物のついでにちょっと立ち寄る」ということです。まったくこのとおりですが，最近甘栗屋さん見かけませんね……。

 ## そして突然の医者扱い

　このように総合病院の精神科医はまさに風前の灯ですが，いったん「精神症状らしい」人が現れると，突然「何とかしろ」と，よくわからない事態を何とかできる存在に祭り上げられてしまうことがあります。

　例えば，せん妄のために夜間不眠，不穏，興奮，そして見当識障害がある方を「夜は天使のようにぐっすりと寝かせて，日中のADLは自立，そしてリハビリにも積極的に取り組むように」できるだろう，というのです。精神科医は"不眠と便秘との専門家"といわれるくらいですから（精神疾患のほとんどは不眠を伴い，向精神薬は多くの場合便秘を引き起こすからです），「眠らせる」こと自体はかなり可能なのですが，ちょうどよく眠れるかどうかは実際眠らせてみないとわかりません。ですから，「精神科医は魔法使いではありません」と答えなければならないこともしばしばです。

 ## どっちか？

　「精神科に入局したから変になったのか？」「変な人だから精神科に

> せん妄は，急に現れる意識・注意・知覚の障害であり病名です。強い興奮，辻褄の合わない会話，昼夜逆転，不眠，易怒性などが特徴です。認知症に重なることをしばしば経験します。一方，不穏とは，行動が活発になり落ち着きがない「状態」です。不穏は不眠や興奮とともにせん妄の三大症状の一つです。

入局したのか？」とはよくある質問ですが，どうみても「元来変わった人が精神科医になる」という印象です。

精神医学界の重鎮というか大家の一人，笠原嘉先生（名古屋大学名誉教授）の講演でお聞きした話ですが，「大学を卒業して精神科に入局した途端，先輩の医局員に取り囲まれて『お前，随分元気そうじゃないか。いったいどこが悪いんだ？　こっちか？　こっちか？』と頭や胸を指さされながらあれこれ質問され，どこか悪くないと精神科に入局できないのかと思った」とのことでした。講演会場を埋め尽くしていた精神科医一同，大爆笑でした。皆さん多かれ少なかれ思い当たるところがおありのようでした。

また，周囲の精神科医と話すと，かなりの確率で小中学校時代に「学校へ行かなかった時期がある」と，不登校めいた体験をしています。ですから，「先週から登校を拒否して……」と泣き崩れるお母様にもそれほど動揺することはありません。そもそも，第2章にも書いたように「先生，待合室でカッターナイフを使ってリストカットしています！」と伝えられても，さほど驚かないのが精神科医です（p.82）。「出血がひどくなければ順番までお待ちいただいて」と看護師に指示するのが普通の対応です。

収集癖，そしてラジオ体操

収集癖のある精神科医がたくさんいます。マンガや書物はもちろん，レコード，ビデオテープ，CD，DVD，なかにはナイフにモデルガンやオートバイに自動車，さらには古民家など，何でもありです。

精神病院に当直に行くと，大量のプラモデルやラジコンカーがあったりしました。この他にも，とても優秀な精神科医で「ぜひとも常勤に」とあちこちの病院から誘われる先輩がいましたが，「人形劇が好きで国内外で公演して歩くので，常勤医としては勤務できません」という方も

 精神科医であり作家である加賀乙彦先生の自伝的小説「雲の都」では，東大精神科に入局した同期の精神科医のうち，確か半数が精神病を発症しています。小説ですから多少の脚色はあるかもしれませんが，確率的にはかなりのものです。

おいででした。精神科医は何であろうと**知っていて損なことはない職業**なので，さまざまな収集や趣味も役に立つ可能性は十分あります。

精神科医は**ラジオ体操**が得意，あるいは得意でなくてもよく知っています。日本の多くの精神病院では1日1回〜数回，病棟でラジオ体操をするからです。「精神科入院施設でのラジオ体操」に関する論文があったくらいで，「離床を促す」「点呼の代わり」「健康状態のチェック」など多くの利点や効果があるとのことで幅広く行われています。精神科医の背後で「ラジオ体操第一，用意！」と叫ぶと直立不動になること請け合いです。

 ## すごい先輩精神科医たち

受け持ちの患者さんから「素晴らしい女性がいるからぜひとも」と紹介されてその女性と結婚し，長男をおんぶしながら病棟を回診していたという教授がおいででした。おんぶされていた長男も有名な精神科医になりました。書物やテレビドラマにもなったとか。

心理劇の専門家もいます。何しろ大学で演劇を学んでから医学部へ進学されたそうですから筋金入りです。もの凄い包容力のオーラ漂う先生でした。担当患者さん同士のカップルから仲人を頼まれ，二つ返事で引き受けたそうです。さすがです。

いつも二日酔いの素晴らしく人間的な先生，患者さんから「今日も酒臭い！　大丈夫なのか？」と指摘されると，「人の心配をするより自分の心配をしろ！」と言い放ちました。隣の診察室にいた精神科医は心底驚いたそうです。研修医時代にしばらくご指導いただいたことのある身からすれば「さもありなん」ですが，外来は大騒ぎだったとか。

あれこれ過去の出来事について繰り返し訴える患者さんを長年担当されていた先輩精神科医。ある日の外来で「一生懸命話しているのに寝るなんて！」と患者さんに食ってかかられ，事もなげに「眠くなるような

 筆者も「真剣」を一振り所有しています。

話をするほうが悪い」。一度言ってみたいセリフです。

さらに，「過去は変えられないが，君には過去の意味を変えることならできる」。これまたどこかで使えそうなセリフ，後輩精神科医たちは揃ってメモをしていました。

いろいろな診断書を書く

さて，精神科医は外来終了後に何をしているか。脳波の判読およびその結果を記載していることもあれば，院内各科からの求めに応じて入院患者さんの不眠・興奮に対応すべく病棟に往診したり，あるいは救急室に呼ばれれば救急対応をしたりすることもあります。やっぱり友達がいないので，外来に閉じこもって診断書や書類を作成していることもしばしばです。

日本では歯科医も死亡診断書を作成することができますが，死体検案書を作成できるのは医師だけです。そして実際の臨床では，一般の診断書のほかに実に多種多様な診断書を作成しなければなりません。ざっと挙げてみるとこんな感じです。

- 精神科外来公費負担（いわゆる精神保健福祉法32条）にかかる診断書
- 精神保健手帳にかかる診断書
- 自立支援医療にかかる診断書
- 傷病手当にかかる診断書
- 美容師および理容師免許にかかる診断書
- 調理師免許にかかる診断書
- 猟銃所持にかかる診断書，空気銃にかかる診断書
- 動物用の罠を仕掛ける免許にかかる診断書
- ケタミン使用にかかる診断書（傷ついた野生動物を治療する公務員獣医師向け）

 まだ駆け出しの頃，出張先の精神病院に長年勤めていらした年配の先生が，「（あの患者は）人間の皮を被った獣だ」と口にされるのを耳にしたことがあります。「映画のセリフみたいだ」と思ったことを覚えています。

・メスカリン使用にかかる診断書（毒キノコ研究に関わる研究者向け）
・介護保険申請にかかる診断書，介護給付にかかる診断書
・精神障害年金診断書
・運転免許更新にかかる診断書
・成年後見診断書
・警備業就労にかかる診断書

 精神分析の面目躍如!?

　夜間，頻回に救急受診を繰り返すご婦人がおいででした。あれこれ検査をしても，異常所見といえばクレアチンキナーゼ（CK）が高いことくらいです。「何か過激な運動でも？」「いえ，そのようなことはしておりません」ということが繰り返されていました。しかし，あまりに頻回なので「何らかの精神疾患である可能性はないか？」と精神科に紹介となりました。

　上品な感じのご婦人，精神科受診は初めてです。既往歴も家族歴も特記すべき事項はありません。有名大学の大学院を卒業したエリートエンジニアの夫との2人暮らしで，夫の趣味は古いオーディオのレストア（修理して元の状態に戻す）とのことでした。幻覚妄想や抑うつ気分の存在も窺えませんでした。

　そうこうする間も夜間の救急受診は頻回なままで，ついに高CK血症の原因検索のため内科病棟入院となりました。入院加療により高CK血症は速やかに改善しましたが，自宅外泊をすると再びCKが高値を示します。ナゾは深まるばかりでした。

　こうしている間に，**精神分析**を専門とする精神科教授が就任されました。困っていたわれわれは，早速このケースを相談しました。教授いわく，頻回の救急受診は「help seeking behavior」であり，その背景には必ず何かあるから身体所見も忘れずに診察しなさい，そして高CK血症

 美容師，理容師免許にかかる診断書は，おそらくカミソリを使うからだろうと勝手に考えています．猟銃所持，空気銃にかかる診断書は，鳥類や害獣を打つほかに高校や大学の射撃部の学生が受診します．

については「強く揉んだり縄で縛ったりしていないかを聞きなさい」とのご指導をいただきました。一同唖然。

「強く揉んだり，縄で縛ったりしていないかを外来で尋ねるのですか？」「そういうプレイがあるのを知っとるだろう」

「さすが精神分析，これまでとは違う……」と納得しましたが，どのように聞くべきなのか，そんなことを突然口にしてもいいものか悩んでいました。

さて，内科で診察していただろうからと，それまで行っていなかった聴診から始めたところで息を飲みました，背中一面に打撲のような跡があったのです。これが高CK血症の原因でした。自慢のエリートご主人が自宅内の階段で引きずり回すというドメスティックバイオレンスの被害者だったのです。全員脱帽しました。まさにhelp seeking behaviorでした。

1960年代，全米の医学部の精神科教授はすべて精神分析が専門だったが，1980年代後半には遺伝子研究が盛んになり，EBM (evidence-based medicine) の波が精神医学界にも押し寄せ，米国の精神科教授も生物学的精神医学が主流となりほとんど入れ替わることになったと，米国留学中に教わりました。

確かに，精神分析が専門の恩師も日本の精神医学界では「ラスト サムライ」とよばれていました（「ラスト サムライ」は2003年の米映画）。もちろん遺伝子レベルの解析が進み，さまざまな精神疾患や精神症状の責任遺伝子が明らかになれば，それに対応して解決される問題も少なからずあるでしょう。しかし，それでもやはり解決できない問題が残り，精神科医たちはますます頭を悩ませることでしょう。そんなとき，本書にも登場した精神分析的アプローチが必要になる場面があることでしょう。

末期の患者さんから「私はどうなるのですか？　どうすれば？」と尋ねられると，「何かためになることを言わなければ」とひどく悩んでいたものでしたが，近年やっと「わかりません」と言えるようになってきました。医学部を卒業してから30年近くかかったことになります。

索引

【欧文】

Alcoholics Anonymous	133
Not doing, but being	34, 62
Shell shock	63
survivor guilt	64
treatable dementia	147

【和文】

■あ行

アカシジア	53
悪性症候群	46, 54
アスペルガー症候群	158
アメンチア	13
アルコール依存症	125
アルコール使用障害同定テスト（AUDIT）	133
アルコール性認知症	130
アルツハイマー型認知症	144
意識狭縮	13
意識障害	2, 13
意識変容	13
医療観察法	51
医療保護入院	76
飲酒量	127
インスリンショック療法	52
陰性症状	11, 48
ウェルニッケ脳症	130
迂遠	5
宇都宮病院事件	52
うつ病	27
うつ病性昏迷	10
運動（性）失語	16
運動障害	104
縁起恐怖	73
オーバードーズ	82
音楽性幻聴	2

■か行

概日リズム障害	92
解離性障害	9, 97
解離性遁走（フーグ）	101
鏡療法	4
過食症	137
家族療法	113
金縛り	88
カルテ	21
感覚（性）失語	16
感情失禁	10
感情鈍麻	10
観念奔逸	4, 41
緘黙	110
記憶	15
器質性精神障害	117
希死念慮	20, 29
気分安定薬	42
気分エピソード	40
気分高揚	10
記銘減弱	15
境界性パーソナリティ障害	78
強迫性障害	72
恐怖	9
禁煙外来	134
緊急入院（摂食障害による）	137
緊張型統合失調症	11
緊張病性興奮	11
緊張病性昏迷	12
クレッチマー	31
クロルプロマジン	53
軽躁病エピソード	41
軽度認知機能障害	14
けいれん発作	120
血管性認知症	144
言語新作	5
幻視	2, 132, 144
幻肢痛	3
現実感喪失症状	8
幻聴	2
健忘	15
抗酒薬	130
甲状腺疾患	121, 149
抗精神病薬	40, 53, 74
向精神薬	26
考想察知	6, 49
行動・心理症状（BPSD）	151
行動障害	145
抗不安薬	3, 69
コース立方体テスト	78
誇大妄想	8
言葉のサラダ	5
コルサコフ症候群	15
昏睡	13, 72, 74

■さ行

させられ体験	6, 49
三環系抗うつ薬	35, 38
思考吸入	6
思考制止	4
思考奪取	6
思考伝播	6
自己誘発性嘔吐	139
自殺	12, 24, 29, 64, 136
時差ぼけ	92
支持的精神療法	35, 54
自傷行為	77, 154
失語	16
失行	16
死の恐怖	111
自閉スペクトラム症	158
社会の再適応評価尺度	60
社交不安障害	71
習慣飲酒	129
周期性四肢運動障害	87
収集癖	162
執着気質	30
熟眠障害	88
循環気質	30
症状性精神障害	121
情動刺激	91
小脳失調症状	129
職業せん妄	132

食事	36	体重	29, 49, 138	不安障害	8, 67
新型うつ病	31	多重人格性障害	9, 100	不穏	161
神経症状	16	脱水状態	149	不登校	162
神経症性うつ	32	断酒会	133	不眠（症）	30, 46, 62, 93, 161
心身症	28	知的障害	14, 153	ベトナム戦争神経症	63
診断書	164	中核症状	151	便秘	161
心的外傷後ストレス障害（PTSD）	57	注察妄想	7, 49	ボディイメージ	139
睡眠衛生	90, 151	適応障害	32		
睡眠時随伴症	86	電気けいれん療法	35, 53	■ま行	
睡眠時無呼吸症候群	87	転導性	4	マイナー	152
睡眠障害	85	冬季うつ病	29	マラリア療法	52
睡眠ポリグラフ（PSG）	87	統合失調症	2, 11, 47	むずむず脚症候群	87
睡眠薬	93	突然死	136	酩酊	13
スティグマ	31			メジャー	152
ステロイド	123	■な行		滅裂思考	5
ストレッサー	98	中井久夫	12, 22, 78, 160	メランコリー親和型気質	30
生活技能訓練（SST）	48, 55	ナルコレプシー	91	妄想	6, 31, 49, 151
精神科受診（または精神科紹介）	28, 99	認知行動療法	70, 140	朦朧状態	2, 13
精神分析	165	認知症	14, 120, 143	物盗られ妄想	151
生着	108	認知の歪み	70		
節酒	133	脳血管障害	10	■や行	
摂食障害	135	脳梗塞	144	薬剤性せん妄	148
セロトニン・ノルアドレナリン再取り込み阻害薬（SNRI）	34	脳腫瘍	118	夕方（夕暮れ）症候群	151
選択的セロトニン再取り込み阻害薬（SSRI）	34, 38, 62	■は行		陽性症状	48
前頭側頭型認知症	145	パーソナリティ障害	75	抑うつ	10, 29
せん妄	13, 132, 148, 161	徘徊	151	抑肝散	94
臓器移植	107	吐きダコ	139	四環系抗うつ薬	38
早期覚醒	29	箱庭療法	109		
双極性障害	39	バセドウ病	121	■ら行	
躁病エピソード	41	パニック障害	72	ラジオ体操	162
躁病性興奮	11	晩酌	129	離人症	8
措置鑑定	24	阪神淡路大震災	64	リストカット	82
措置入院	24	東日本大震災	64	リフィーディング症候群	141
		光療法	35	レインマン	157
■た行		被災地医療支援	65	レカネマブ	146
体感幻覚	3	非定型抗精神病薬	42, 53	レストレスレッグス症候群	87
		病感	17	レビー小体型認知症	144
		病識の欠如	17	レム睡眠行動障害	86
		不安	9	連合弛緩	5
				ロールシャッハ・テスト	78

Profile

西村　浩　　Nishimura Hiroshi
医師・医学博士

早稲田大学政治経済学部経済学科を経て
1986年 弘前大学医学部卒業，東京慈恵会医科大学附属病院にて初期研修
1996～1998年 UCLA Medical Center, Neuropsychiatric Institute留学
2005年 厚木市立病院精神科 部長
2005年 東京慈恵会医科大学 准教授
2022年 厚木市立病院定年退職後も週5日非常勤医師として勤務中

- 初期研修終了後，精神病院勤務と米国留学各2年の計4年以外は大学病院および総合病院で外来勤務を続けてきた．さまざまな偶然が重なり，臓器移植精神医学（p.107）や精神障害年金制度，さらには災害精神医学（p.65）にも関わってきた．
- ここ数年は日本体育大学保健医療学部救急医療学科で精神医学講義（全15回）を担当．
- 専門領域：総合病院精神医学，老年精神医学，臓器移植精神医学，災害精神医学

趣味

- 梅干し作り．10年ほど前から毎年7月に岩手県一関市にある秘密基地で，3本の梅の木から落ちる実で漬けます．最大100kg落ちた年もありますが，2024年はわずか3kgと極端な不作だったのでラッキョウ漬けにも挑戦．
- 料理．米国留学唯一の成果であるB.B.Q.や圧力釜を使った煮込み料理，料理教室で教わった韓国料理などを，1980年代のMTVを観ながら作ります．
- 映画．洋画邦画問わず，観られるものを手当たり次第に新宿周辺で鑑賞，精神医学や向精神薬が登場するとすかさずメモして原稿に取り入れます．さまざまな映画のほかに，「タイムトンネル」「原子力潜水艦シービュー号」「コンバット」「ER緊急救命室」「忍者部隊月光」「ベン・ケーシー」などのテレビシリーズのDVDも手元にあります．
- 読書．大江健三郎，安部公房，加藤周一，加賀乙彦，福永武彦，島尾敏雄ほか何でも．COVID-19下ではチェーホフ，ハーディ，ハックスレー，メルビル，トウェイン，スタインベック，モーパッサン，モーム，マンスフィールド，ヘミングウエイなど．
- 剣道．COVID-19以来休んでいますが，ときどき真剣の手入れをしています．

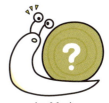

by Maria

読者アンケートのご案内

本書に関するご意見・ご感想をお聞かせください。

下記QRコードもしくは下記URLから
アンケートページにアクセスしてご回答ください

https://form.jiho.jp/questionnaire/book.html

※本アンケートの回答はパソコン・スマートフォン等からとなります。
　稀に機種によってはご利用いただけない場合がございます。
※インターネット接続料、および通信料はお客様のご負担となります。

ここからの精神医学入門
精神科医はどう診ているの？

定価　本体2,600円（税別）

2024年9月15日　発行

著　者　　西村　浩（にしむら　ひろし）

発行人　　武田　信

発行所　　株式会社　じほう

　　　　　101-8421　東京都千代田区神田猿楽町1-5-15（猿楽町SSビル）
　　　　　振替　00190-0-900481
　　　　　＜大阪支局＞
　　　　　541-0044　大阪市中央区伏見町2-1-1（三井住友銀行高麗橋ビル）
　　　　　お問い合わせ　https://www.jiho.co.jp/contact/

©2024　　　　　　　　　　　組版　UNISON　　印刷　中央精版印刷(株)
Printed in Japan

本書の複写にかかる複製、上映、譲渡、公衆送信（送信可能化を含む）の各権利は
株式会社じほうが管理の委託を受けています。

|JCOPY|＜出版者著作権管理機構　委託出版物＞
本書の無断複製は著作権法上での例外を除き禁じられています。
複製される場合は、そのつど事前に、出版者著作権管理機構（電話 03-5244-5088、
FAX 03-5244-5089、e-mail：info@jcopy.or.jp）の許諾を得てください。

万一落丁、乱丁の場合は、お取替えいたします。

ISBN 978-4-8407-5610-5